Die hermetischen Gesetze als Grundlage der Homöopathie

Peter Gienow

Wichtiger Hinweis!
Dieses Büchlein wurde nach bestem Wissen und Gewissen geschrieben, was jedoch nicht ausschließt, dass sich Fehler eingeschlichen haben. Sollte Ihnen ein Fehler auffallen, so senden Sie bitte eine korrigierte Kopie an untenstehende Addresse.
Soweit in diesem Werk Arzneimittel und Dosierungen erwähnt werden, handelt es sich um die speziellen Erfahrungen des Autors. Daraus lässt sich nicht folgern, dass der Einsatz der Arzneien bedenkenlos geschehen kann. Daher sollte die Applikation auch einer homöopathischen Arznei immer unter größter Sorgfalt geschehen. Der Autor sieht sich daher gezwungen darauf hinzuweisen, dass weder eine Garantie, noch eine juristische Verantwortung oder irgendeine Haftung für Folgen, die auf fehlerhafte Angaben oder Anwendung zurückgehen, übernommen werden kann.

Autor: Peter Gienow - Imkerweg 7 - 29351 Bargfeld
Umschlagbild: »Source« von Gertie Gienow

Geschrieben mit Linux, LyX, LaTeX.
Freundlicherweise lektoriert von BARBARA ASBECK, CAROLA IRL, PETER IRL, BIRGIT SCHELL-LÜNGEN

1 Merkur - Hermes - Toth

HERMES TRISMEGISTOS, der Dreifach-Hohe, der Dreifach-Geweihte, ist auch unter dem Namen TOTH oder MERKUR bekannt. TOTH war ein ägyptischer Gott. Er war Lehrer aller magischen und kulturschöpferischen Fähigkeiten und Überbringer der universellen Lehren z.B. in Form von Hieroglyphen, Alchemie, Astrologie, Heiliger Geometrie, Philosophie usw. Er gilt auch als Verfasser des ägyptischen Totenbuches und als Erbauer der Cheops-Pyramide, in der viele seiner Lehren verewigt wurden. Nach ägyptischer Überlieferung soll HERMES/THOTH mehr als 1200 Bücher geschrieben haben, Auszüge aus diesen wurden auf vielen alten Inschriften gefunden. Aus all diesen Schriften ragen in besonderer Weise die TABULAE SMARAGDINAE heraus, die sagenumwobenen Smaragdtafeln. Diese 13 bzw. 15 Smaragdtafeln gehören zu den ältesten und geheimsten Werken der alten Weisheit. In ihnen hat HERMES TRISMEGISTOS sein Wissen für die Nachwelt erhalten. Zu diesen Lehren gehört auch der Mythos vom Ur-Sprung der Welt, wie wir sie kennen.

Für die Homöopathie von besonderer Bedeutung sind 7 kosmische Gesetze, die von HERMES TRISMEGISTOS beschrieben wurden. Sie sind aus dem Grunde besonders wichtig, weil die Homöopathie in ihren Grundfesten auf diesen Gesetzen aufbaut, und ohne ihr Vorhandensein nicht existieren könnte. Wir wollen in dieser Schrift die 7 Gesetze in Kürze beleuchten und versuchen, ihre Bedeutung für die Homöopathie herauszuarbeiten.

Die 7 hermetischen Gesetze in ihrer vereinfachten Version:

1. Alles ist Geist(ig)
2. Wie oben so unten
3. Alles schwingt
4. Alles ist polar
5. Alles ist Rhythmus
6. Aktion = Reaktion (Karma)
7. Alles ist männlich und weiblich

Wie das zweite hermetische Gesetz lehrt, ist das Sonnensystem als *Makrokosmos*, nach den gleichen Prinzipien aufgebaut wie unser Körper, der *Mikrokosmos*. Das ist insofern von Bedeutung, weil die Betrachtungen unseres eigenen Seins Rückschlüsse auf den Makrokosmos Sonnensystem zulassen und umgekehrt. So ist auch die gesamte Schöpfungsgeschichte in unserem Dasein (manche sprechen von Erbgut) verankert. Große kosmische Dramen haben Niederschläge in unserer Existenz produziert, Nebel unserer Vergangenheit produzierten/produzieren Nebel in unserer jetzigen Existenz.

Voraussetzung, dass diese Form des Denkens funktionieren kann, ist ein Aspekt, der in den 7 kosmischen Gesetzen nicht betont wird, aber als Grundvoraussetzung immer mitschwingt.

- Alles ist Eins.

Die alten Lehren erzählen, dass nichts wirklich getrennt werden kann. Trennung sei eine Illusion, sagen sie. Maya, Schein, oder homöopathisch ausgedrückt – Sykose.

LAOTSE oder KUNGFUTSE sagten einmal: »Der Flügelschlag eines Schmetterlings erschüttert das Universum.« Das ist nur möglich, wenn alle Dinge in Verbindung stehen. In einem Buch von RICHARD BACH, (Einssein), wird die Frage gestellt, wie viele Leben es im Universum gibt. Die Antwort:

- »Eins«.

Dieses eine Leben soll uns beschäftigen. Leider kann es das nur auf gewisse Distanz, da dieses eine Leben sich im Universum verborgen hat. *Zimzum* nennt die hebräische Philosophie das, die Verbergung des Schöpferischen in seinem/ihrem Geschöpf.

Die Grundlage dessen, was wir über HERMES TRISMEGISTOS kennen, ist die *hermetische Tradition*. Die Lehren der hermetischen Tradition wurden früher ausschließlich mündlich weitergegeben, doch einige Meister dieser Tradition haben ihr Schweigen uns gegenüber gebrochen, sodass wir Fragmente dieser Lehre niedergeschrieben finden.

Der Rest ist für die, die nicht im Zyklus der hermetischen Tradition stehen, nur Ahnung und Erinnerung.

2 Der Gott - Der Mensch - Die Philosophie

Die HERMETIKER waren in der Antike eine geistige Elite, die über ein sehr breites Wissen verfügte. Hauptsächlich ging es um den metaphysischen Bereich. Auch in der Bücherwelt kennt man den Begriff der *Hermetik* als Sammlung von metaphysischen Abhandlungen und Dialogen, die zwischen der Mitte des 1. und dem 4. Jahrhundert unserer Zeitrechnung verfasst worden sein sollen und angeblich Offenbarungen des ägyptischen Weisheitsgottes THOTH sind. Als wahrscheinlicher Autor gilt HERMES TRISMEGISTOS. Ein Großteil der in Griechisch und Lateinisch geschriebenen Sammlung beschäftigt sich mit der Alchemie, Astrologie und Magie. Die 17 Traktate des *Corpus Hermeticum* behandeln theologische und philosophische Fragen. Ihr zentrales Thema ist die Wiedergeburt und Vergöttlichung der Menschen durch Er-Kenntnis des einen transzendenten Gottes.

Die grundlegenden Wahrheiten der esoterischen Lehren aller Völker und Rassen lassen sich auf die »*hermetischen Gesetze*« zurückführen. Offenbar sind wir Menschen und die Zeit nun reif für dieses Wissen, denn die Bewahrer der Lehre gaben diese nun frei. Drei nicht bekannte Eingeweihte haben im Jahre 1908 das erste Mal die mündliche Tradition der Weitergabe hermetischer Lehren durchbrochen und sie als »*Kybalion*« der Welt geschenkt. Später gab uns ein spanischer Mystiker, der sich KABALEB nannte, einen kompletten Grundabriss der hermetischen Lehren.

Es gab viele Menschen jeden Alters in jeder Zeit, die HERMES' Lehren vernommen haben und sie weiter trugen. Die originalen Wahrheiten, die von HERMES gelehrt wurden, wurden in ihrer ur-sprünglichen Reinheit von Menschen bewahrt, die bewusst eine große Zahl Studenten zurückwiesen, um ihr Wissen an die Wenigen weiterzugeben, die es verstehen und meistern konnten. Von »Lippe zu Ohr« wurde die Wahrheit durch diese Wenigen bewahrt. Es gibt bis heute Bewahrer jener Tradition. Sie haben ihr Leben der Liebe gewidmet. Sie suchen kein öffentliches Ansehen, noch eine große Anzahl von Nachfolgern, weil sie wissen, wie wenig Menschen in jeder Generation wirklich für die Wahrheit bereit sind. Sie folgen dem Satz aus dem *Kybalion*:

> *»Wo die Schritte des Meisters hinfallen, werden sich die Ohren derer, die bereit sind, weit öffnen.«* und
>
> *»Wenn die Ohren des Studenten bereit sind zu hören, kommen auch die Lippen, diese mit Weisheit zu füllen.«*[3]

Streng achten sie darauf, dass nur die Ohren die Wahrheit zu hören bekommen, die auch bereit dafür sind.

Diese Haltung wurde oft kritisiert; wir kennen sie als »*hermetische Verriegelung*«, und meinen damit, dass nichts »durch-sickert«. Dass die Lehre heute noch in ihrer Reinheit existiert, spricht allerdings für dieses Verhalten. Die Hermetiker wurden nie zu Märtyrern, weil sie gelernt haben, lächelnd zu schweigen und erst im rechten Moment ihre Lippen zu öffnen.

Die fundamentale hermetische Lehre kam aus Ägypten, von wo aus sie so viele Kulturen gespeist hat wie z.B. Indien, Persien, Chaldäa, Medien, China, Japan, Assyrien, das alte Griechenland, Rom und andere alte Länder. In Ägypten befand sich das Zentrum der Weisheit. An die Türen ihrer Tempel klopften Novizen, um sie als Hierophanten, Adepten und Meister wieder zu verlassen.

HERMES TRISMEGISTOS war der Vater okkulter Weisheit, der Gründer der Astrologie, der Entdecker der Alchemie. Die Details seiner Lebensgeschichte sind verweht in der Wüste der Zeit, obwohl viele alte Länder um das Recht kämpfen, seine Geburtsstätte sein zu dürfen. Die Zeit seines Aufenthaltes in Ägypten ist nicht bekannt, wird aber in die frühen Jahre der ältesten Dynastien verlegt, lange vor MOSES. Die größten Autoritäten sehen in ihm einen Zeitgenossen ABRAHAMS, und manche der jüdischen Traditionen behaupten, dass ABRAHAM einen Teil seiner mystischen Kenntnisse durch ihn bekommen hätte.

Als die Jahre nach seinem Tod vorbei gingen (die Legenden erzählen, dass er dreihundert Jahre gelebt haben soll), machten die Ägypter ihn zu einem Gott mit dem Namen THOTH. Auch die alten Griechen machten aus ihm einen ihrer Götter, »HERMES, DEN GOTT DER WEISHEIT«. Die Ägypter bewahrten die Erinnerungen an ihn für viele Jahrhunderte. Sie nannten ihn den »*Schriftgelehrten Gottes*«. Sie gaben ihm den Namen »*Trismegistos*«, was »*der dreifach Große*« bedeutet oder »*der Größte der Großen*«. In allen Ländern in denen der Name HERMES TRISMEGISTOS bekannt war, war dieser Name gleichbedeutend mit der »*Quelle der Weisheit*«.

Die Politik der sorgfältigen Auswahl und Geheimhaltung ist bis heute für die Hermetiker charakteristisch geblieben. Die hermetischen Lehren finden sich in allen Ländern, in allen Religionen, sind aber nie mit einem speziellen Land oder mit einer speziellen religiösen Sekte in Verbindung gewesen.

Die alten Lehrer versuchten das Wissen lebendig zu halten und nicht zu einem puren Glaubensbekenntnis kristallisieren zu lassen. Sie hatten gesehen, was mit echtem Wissen geschieht, wenn es zu sterben beginnt. Der alte Okkultismus der Inder und Perser degenerierte, als die Lehrer Priester wurden und Theologie mit Philosophie mischten. Ähnlich erging es dem alten Griechenland und Rom. So erging es den gnostischen Lehren und den frühen Christen, die zur Zeit CONSTANTINS ihre Philosophie verloren, weil CONSTANTIN das Feuer der Philosophie mit der Decke der Theologie erstickte. Aber es gab immer ein paar treue Seelen, die die Flamme am Leben hielten, die sie sorgfältig bewahrten und dafür sorgten, dass ihr Licht nicht gelöscht wurde. Dank dieser standhaften Herzen und furchtlosen Geister ist die hermetische Lehre bis auf die heutige Zeit überliefert worden.

Aber das Wissen steht nicht in Büchern. Zu einem großen Teil wurde es von Lehrer zu Schüler weitergegeben, von Eingeweihtem zu Hierophanten, von Lippe zu Ohr. Wenn es niedergeschrieben wurde, dann in einer Weise, dass nur der/diejenige, der/die den Schlüssel dazu hatte, es lesen konnte. Das gilt vor allem für Alchemie und Astrologie. Das war notwendig, wegen der Verfolgung durch die Theologen des Mittelalters, die die geheimen Lehren mit Feuer und Schwert bekämpften.

Anfang des letzten Jahrhunderts gab es eine Zusammenfassung einiger grundlegender hermetischer Lehren, »*Kybalion*« genannt. Die genaue Bedeutung dieses Wortes ist verloren. Diese Lehren waren die grundlegenden Prinzipien der »*Kunst hermetischer Alchemie*«, die mehr von der Meisterung geistiger Kräfte handelten, als um materielle Elemente. Es ging um die Transmutation einer geistigen Schwingung in eine andere, nicht jedoch um die Wandlung eines Metalles in ein anderes. Die Legende des »*Steins der Weisen*«, der Metalle in Gold verwandeln konnte, war eine Allegorie für die hermetische Philosophie.

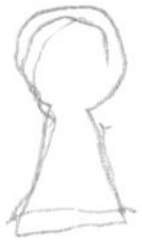

3 Die sieben hermetischen Gesetze/Prinzipien

> *»Die Gesetze der Wahrheit sind sieben. Wer dies weiß und versteht besitzt den magischen Schlüssel durch dessen Berührung die Tore des Tempels sich öffnen.«*[3]

Die hermetische Philosophie spricht von sieben Gesetzen, nach denen alles Gewordene funktioniert. Diese sieben hermetischen Prinzipien sind folgende:

3.1 Das Prinzip der Geistigkeit

> *»Das All ist Geist; das Universum ist geistig – gehalten im Geiste des Alls«*[3]

> *»Das All erschafft in seinem unendlichen Geist zahllose Universen, die Äonen lang bestehen, und doch ist für das All die Erschaffung, Entwicklung, der Niedergang und Tod von Millionen von Universen wie das Blinzeln eines Auges.«*[3]

> *»Unter und hinter dem Universum von Zeit, Raum und Wechsel findet man immer die substantielle Realität - die fundamentale Wahrheit.«*[3]

Wenn das Universum geistig wäre, dann könnten wir die größten Veränderungen in unserem Leben dadurch hervorrufen, dass wir unsere Geisteshaltung ändern. Wir bräuchten nur unser Denken zu ändern und es änderte sich die Welt.

Können Sie das glauben?

Es gibt Berichte von Menschen, die nur durch Beherrschung dieses Gesetzes Erdbeben verhindern können, Flutkatastrophen eindämmen, Dinge erscheinen oder verschwinden, gebrochene Knochen heilen lassen oder Wirbelkörper ersetzen. Doch diese Großtaten sind für uns von geringem Belang. Für uns ist das Gesetz so wichtig, weil es eine der Grundlagen der Homöopathie erklärt, – die Potenzierung.

Lange Zeit vor SAMUEL HAHNEMANN hat der Mensch mit vergeistigten Arzneien gearbeitet. Es gab die verschiedensten, teils recht komplizierten Verfahren, um den Geist von der Substanz zu scheiden. Diese Kunst wurde in früheren Zeiten von den alten *Scheideärzten* praktiziert. Der bekannteste von ihnen war wohl PARACELSUS. Ein komplexes Verfahren, das PARACELSUS anwandte, war die Veraschung.

Auch EDWARD BACH, der Bergründer der gleichnamigen Therapie, nutzte die Sonnenenergie, um Blütenessenzen herzustellen. Ein ähnliches Verfahren nutzte R.T COOPER für die Herstellung seiner *»Arbor vitae-Arzneien«*.

Andere Heiler laden ihre Arzneien durch Gebete auf oder bitten den Geist der Pflanze, in eine Trägersubstanz zu gehen. Auf diese Weise entstand die Pflanzengeistmedizin.

Welche Möglichkeit auch immer wir verwenden, alle Methoden basieren auf derselben Grundlage. Sie funktionieren nur, wenn das Universum geistig ist, das heißt, wenn das erste hermetische Gesetz tatsächlich existiert.

Befreit von den materiellen Trägern ist es Geist, der auf Geist wirkt. Und da ALLES im ALL ist und das ALL in ALLEM, eine andere hermetische Aussage, können wir über die Potenzierung an die zentrale Schaltstelle des Lebens gelangen, an die Wurzel der Lebenskraft.

Das ALL hat einige Charakteristika, die an dieser Stelle erwähnt werden sollten:

- Das ALL ist unergründbar
- Es ist unendlich in Raum und Zeit
- Es kann nichts außerhalb des ALLS geben
- Es ist unveränderlich
- Es kann nicht zerstört werden

Das UNIVERSUM oder das ALL oder das LEBEN oder der GROSSE GEIST oder GOTT oder SPIRIT ist nicht die Materie, noch die Energie, die wir kennen, aber er/sie ist die Ur-Sache all dessen.

Die Schöpfung des Alls

Da nichts außerhalb Gottes existieren kann, kann auch das All nicht außerhalb von GOTT existieren. Woher nimmt GOTT also das Baumaterial für all das, was wir sehen?

»Da außerhalb von GOTT nichts existiert, können die Baumaterielien nur aus GOTT selber kommen«, so die hermetischen Philosophen.

Nutzen wir das zweite hermetische Gesetz (»Wie oben so unten«), können wir folgende Betrachtungen anstellen.

Ist der Mensch (als Abbild Gottes) schöpferisch tätig, so braucht er Baumaterialien, um seine/ihre Schöpfungen zu materialisieren. Es gibt aber eine Phase im schöpferischen Prozess, in der keine Baumaterialien benötigt werden, und das ist der *geistige, schöpferische Prozess.* Hier kann der Mensch aus Imaginationen ein Gewebe weben, das sich in Emanationen manifestieren kann. Wenden wir jetzt das Gesetz der Analogie an, so gilt dies auch für die göttliche Schöpfung. Alles Geschaffene ist ein Gewebe des göttlichen Geistes, das heißt: alles ist durchzogen von den sich materialisierenden Nebeln, die der göttliche Geist geschaffen hat. Oder mit anderen Worten:

- Die Schöpfung ist geistig.

Samuel Hahnemanns Gesundheitsdefinition

In diesem Zusammenhang ist SAMUEL HAHNEMANNS Gesundheitsdefinition von großer Bedeutung.

> »Im gesunden Zustand des Menschen waltet die geistartige, als Dynamis den materiellen Körper (Organism) belebende Lebenskraft (Autokratie) unumschränkt und hält alle seine Theile in bewundernswürdig harmonischem Lebensgange in Gefühlen und Thätigkeiten, so daß unser inwohnender, vernünftiger Geist sich dieses Werkzeugs frei zu dem höhern Zweck unseres Daseins bedienen kann.«[7, § 9]

Wir sehen, dass in dieser Gesundheitsdefinition zweimal das Wort *Geist* auftaucht. Einmal als *geistartig* und einmal als *vernünftiger, inwohnender Geist.*

Wenn das Universum Geist ist, ist es nicht verwunderlich, dass der »inwohnende vernünftige Geist« das Wesentliche unseres Lebens ist, weil er alleine die höchstschwingende Form von Realität zeitigt. Dass, um die geistigen Energien des Universums lenken zu können, auch die Lebenskraft »geistartig« sein muss, verwundert darum auch nicht sehr, denn nur etwas, was dem Geiste ähnlich ist (geistartig; homöopathisch), kann ihn auch beeinflussen.

Aus diesem Grunde nutzen Homöopathen auch potenzierte, *»vergeistigte«* Arzneimittel, um die *»verstimmten«* Schwingungen der Lebenskraft wieder stimmig zu machen.

Alles in Allem

Haben Sie sich schon einmal Gedanken darüber gemacht, woher der Ausdruck »Alles in Allem« kommt?

»Alles in Allem, geht es mir gut« Wie oft haben wir uns das schon gesagt, und nicht gewusst, dass wir eines der okkultesten Gesetze der hermetischen Philosophie damit ausgesprochen haben. Das Gesetz des *»Alls, das in Allem, und von Allem, das wiederum im All steckt.«*

Es ist schon erstaunlich, dass die Sprache die ewigen Wahrheiten übernimmt, und, obwohl wir sie täglich im Munde führen, vor uns verbirgt. Das ist hermetische Tradition.

Die hermetische Tradition lehrt, dass das ALL immanent/permanent in seinem/ihrem Universum ist. Jeder Teil, jedes Partikel, jede noch so kleine Einheit, ist durchdrungen von der schöpferischen Kraft des ALLS, ähnlich wie jeder von uns einen Lebensplan im Inneren kreiert, nach dem sich das äußere Leben richten wird, oder ein Künstler ein Vorstellungsbild eines Gemäldes/einer Skulptur in seinem Inneren trägt, bevor es das Licht der Welt erblickt. Ähnlich existiert auch ein Lebensplan für unser Universum, geschöpft durch das ALL, das zur Sicherung des Planes IN ALLEM ist.

So sagt die hermetische Tradition, dass sämtliche Talente, das gesamte Leben, die Spiritualität, die Realität im Denken der Denkerin enthalten sind. Mit anderen Worten,

- die Welt ist, was wir von ihr denken.

Das trifft genau den Kern neuerer wissenschaftlicher Forschung, die sieht, dass der Mensch durch sein Denken Versuchsergebnisse manipulieren kann. Wir leben in einer subjektiven Welt. Eine objektive Welt ist eine Illusion.

Diese Problematik wurde besonders bei der Betrachtung des Lichtes deutlich. Je nach Versuchsanordnung erscheint das Licht als Korpuskel (Korpuskeltheorie) oder als Welle (Wellentheorie). Beide Erscheinungsformen schließen sich eigentlich aus, dennoch scheinen sie zu existieren. Die hermetische Tradition hat damit keine Probleme, da sie zwei Formen von Licht kennt, das Licht, das von GOTT ausgesandt wird, und das Licht, das zu GOTT zurückkehrt. Das ausgesandte Licht entspricht der Welle, das zurückkehrende Licht dem Korpuskel (Materialisation der Welle).

Doch dies ist nur die eine Seite der Medaille, denn *das All ist in Allem* und *Alles ist im All.* Das bedeutet nicht nur, dass sich die Welt nach unserem Denken formt, sondern auch, dass unser Denken sich nach der Welt formt.

Aus dem Grunde haben alle Menschen Recht, wenn sie sagen, dass ihre Erziehung, ihre Umwelt, ihre Lebensumstände sie zu dem machten was sie sind. Sie haben aber auch recht, wenn sie behaupten, dass ihr Denken ihre Erziehung, ihre Umwelt, ihre Lebensumstände produziert.

Beim Schreiben von Artikeln wie diesem, wird das sehr offensichtlich, dass nicht nur ich den Artikel schreibe, sondern auch der Artikel mich. Beides ist da, der Geist, der die Realität schafft und die Realität, die den Geist schafft.

- Dieses Sowohl-als-Auch, wurde »*das göttliche Paradox*« genannt.

Das göttliche Paradox

Obwohl alles eine geistige Schöpfung ist, sind dennoch Materie, Energie, Gesetze auf ihren Ebenen existent. Obwohl alles eine geistige Schöpfung ist, können wir von einem Bus überfahren werden.

Wie kommt das?

Innerhalb der geistigen Schöpfung gibt es Manifestations-Ebenen, die von bestimmten Gesetzen regiert werden. Wir können diese Gesetze nicht umgehen, wenn wir uns innerhalb dieser Ebenen befinden. Es ist, als ob wir Schach spielen und die Gesetzmäßigkeiten der Figurenbewegung akzeptieren müssen, da diese nun einmal aus einem Schachspiel ein Schachspiel machen, das keine willkürlichen Bewegungen der Figuren auf dem Feld zulässt. Die Bewegung der Figuren könnten auch ganz anders sein, aber dann hieße das Spiel nicht mehr Schach. Wenn wir uns also einigen, Schach zu spielen, akzeptieren wir auch die Gesetze des Schachspiels.

Es gibt eine kleine Geschichte zu dieser Problematik:

> Ein junger Rabbi soll geprüft werden und es werden ihm Fragen zu Gott gestellt. Eine dieser Fragen heißt, »Ist Gott allmächtig?.«
>
> Die Antwort des jungen Rabbi: »Nein«.
>
> »Warum nicht?«
>
> »Auch Gott kann nicht mit einer Pik Sieben ein Pik As stechen.«

Die einzige Möglichkeit, diesen Gesetzen zu entgehen, so heißt es in der hermetischen Tradition, ist, sich weiterzuentwickeln.

- Je weiter entwickelt der Geist, desto geringer die Anzahl der Gesetze, denen er unterliegt, und desto höher sein Schöpfungspotential.

Das göttliche Paradox resultiert aus dem Gesetz der Polarität, indem sich hier *»Das Absolute«* und *»Das Relative«* gegenüber zu stehen scheinen, obwohl auch sie nur Zustände ein- und desselben Prinzips sind. Aus diesem Grunde sollte auch nie die *»andere Seite der Wahrheit«* vergessen werden.

Das göttliche Paradox entsteht aus zwei Perspektiven, aus *»der Welt, wie Gott sie sieht«* und *»der Welt, wie der Mensch sie sieht«*. Beide Welten sind real. Aus der Perspektive der göttlichen Welt, die ohne Begrenzung, sich nie ändernd, ewig ist, ist unsere Welt nur eine Illusion. Die göttliche Perspektive finden wir in einem Zitat aus dem *»Kurs in Wundern«*, einem durch JESUS CHRISTUS übermittelten Kurs, der uns die göttliche Perspektive nahebringen soll. Dort heißt es:

> »Nichts Wirkliches kann bedroht werden.
>
> Nichts Unwirkliches existiert.
>
> Hierin liegt der Frieden GOTTES.«[1, S. 1]

Natürlich fällt es uns schwer, dieses göttliche Parodoxon wirklich zu begreifen, da wir versuchen, ein Konzept mit einem begrenzten Geist zu verstehen, das von einem unbegrenzten GEIST geschaffen wurde. Das erscheint schwierig zu überwinden, gäbe es da nicht das Gesetz der Analogie *»Wie oben so unten, wie unten so oben«*. Das heißt, auch unser Geist funktioniert wie der ewige. Es gibt nur graduelle Unterschiede.

Gelangt ein Mensch zu dem Verständnis, dass GOTT ein immanenter Bestandteil der Schöpfung ist, kann das dazu führen, dass sich sein/ihr spirituelles Bewusstsein hebt. Das ist vielleicht das, was spirituelle Entwicklung überhaupt bedeutet, die Erkenntnis, die Realisation und Manifestation des GEISTES in uns.

Die hermetische Tradition spricht von vielen Ebenen der Existenz, alle ausgestattet mit eigenen Gesetzmäßigkeiten, alle existierend, und doch nur Schein. Die dichteste Welt produziert die dichteste Materie, die lichteste Welt die größtmögliche Freiheit von ihr. Je weiter wir uns entwickeln, desto dünner wird die

Schicht, die uns von GOTT trennt, und um so größer ist unser Leid über die eigene Unvollkommenheit. In dieser Entwicklungsspirale zwischen GOTT und der Materie ist alles Leben gefangen und zirkuliert entlang des eigenen Lebenspfades. Alle sind auf dem Pfad, der nur ein Ende kennt, die Wiedervereinigung mit GOTT. Jeder Prozess, den wir durchleben, bringt uns weiter nach Hause, zu unserem eigenen Ur-Sprung. Zu unserer Geburtsstätte, zu GOTT. Trotz aller widersprüchlichen Impulse, gibt es nur dieses eine Ziel, welches jeder/jede von uns irgendwann erreichen wird.

Die hermetische Tradition lehrt, dass die mentale Schöpfung des Universums eine Veränderung GOTTES mit sich bringt. Aus *»dem, der ist«* wird *»der, der wird«*. Der seiende GOTT wird zum werdenden GOTT. GOTT projiziert seinen/ihren GEIST in Richtung Entstehen und es entsteht. Dieser Prozess geht einher mit einer Schwingungsverdichtung, die so weit geführt wird, bis Materie entstehen kann. Dieser Prozess wird *»Involution«* genannt. Es ist die Phase, in der GOTT in der Schöpfung involviert, in seine/ihre Schöpfung *»eingewickelt«* wird.

Etwas Ähnliches beobachten wir bei Künstlern, die ganz von ihrem Werk eingehüllt sind, in ihm gleichsam versunken erscheinen, und die andere Form der Realität, die sie mit anderen Menschen teilen, kaum noch wahrnehmen.

Die Involutions-Phase der Schöpfung wird manchmal auch das *»Ausgießen«* der göttlichen Energie genannt, so wie die *»Evolution«* als *»Einziehung«* der göttlichen Energie bezeichnet wird. Es ist wie das Ein- und Ausatmen GOTTES, an dem wir teilhaben.

Während des Ausgießens göttlicher Energie wird die Schwingung geringer, bis sie im niedrigsten Schwingungsgrad angelangt ist, und ihre Schwingung wieder zu erhöhen beginnt. Es gibt jedoch einen kleinen, aber bedeutsamen Unterschied der beiden Wege (Involution - Evolution; Wellentheorie - Korpuskeltheorie).

Während der Phase des Ausgießens manifestiert sich die Energie als Ganzes. Während der Phase der Evolution beginnt aber ein Individualisierungsprozess. Es besteht daher die Tendenz, die globalen Kräfte in der Individualisierung aufzuspalten, in einzelne Einheiten, die als hochentwickelte Einheiten des Lebens zu GOTT zurückkehren, Einheiten, die sich bemühten, sich höher und höher zu entwickeln auf körperlicher, geistiger und spiritueller Ebene.

Meditation

Die alten Hermetiker nutzten gerne das Wort *»Meditation«* für den Prozess der geistigen Schöpfung des Universums, auch *»Kontemplation«* wurde oft verwendet, in der Sprache DON JUANS, des Lehrers von CARLOS CASTANEDA wird gerne der Begriff *»Aufmerksamkeit«* und *»Wille«* verwendet.

Der Weg von Involution zu Evolution, der sich in Äonen erstreckt, ist für GOTT nur ein Wimpernschlag, so wird erzählt. Und so, wie am Ende alles wieder von GOTT verschlungen, was je geschaffen wurde, erzählen die Weisen, wird trotzdem der Spirit jeder Seele nicht vernichtet, sondern in die Ewigkeit ausgedehnt, sodass Geschöpf und Schöpfer verschmelzen können.

Die Meditation GOTTES über das Universum wird mit der Schöpfung des Universums beendet, so erzählen die Geschichten, für den Menschen endet die Gefangenschaft in der Materie auf ähnliche Weise, indem er/sie aus dem Traum der Materie erwacht und beginnt, sein/ihr GÖTTLICHES SEIN auszubilden.

»Während alles im ALL ist, ist das ALL in allem.«

3.2 Das Prinzip der Analogie

> *»Wie oben so unten; wie unten so oben.«*[3]
>
> *»Wenn Alles im All ist, so ist es in gleicher Weise wahr, dass das All in Allem ist. Derjenige, der diese Wahrheit richtig versteht, hat ein großes Wissen erlangt.«*[3]

In diesem Gesetz verbirgt sich eigentlich die Ur-Mutter der Homöopathie,

- das *Ähnlichkeitsgesetz.*

Ähnliches möge durch Ähnliches geheilt werden; wie oben so unten, wie unten so oben; wie innen so außen, wie außen so innen, sind Ausformulierungen ein und desselben Prinzips.

Auf den Aufbau unseres Universums übertragen bedeutet es, dass es auf allen Ebenen der Existenz Entsprechungen gibt. Wir können etwas über uns lernen, wenn wir das Pflanzen- oder Tierreich betrachten. Wir können etwas über das Universum lernen, indem wir uns betrachten. Alles spiegelt sich ineinander und folgt ähnlichen Gesetzen. Es existiert eine allgemeine kosmische Harmonie auf allen Ebenen des Seins. Diese Wahrheit hat auch damit zu tun, dass alles einer Quelle entspringt, und nichts existiert und existieren kann, das nicht in GOTT wäre. Erinnern wir uns an die Worte aus dem *Kurs in Wundern*:

»Nichts Wirkliches kann bedroht werden.

Nichts Unwirkliches existiert.

Hierin liegt der Frieden GOTTES.«[1, S. 1]

Es würde daher genügen zu sagen, »alles ist eins«. Dennoch haben die alten Hermetiker aus lerntechnischen Gründen das Universum in drei Ebenen unterteilt:

1. die große physische Ebene
2. die große geistige Ebene
3. die große spirituelle Ebene.

Diese Unterteilung ist künstlich, da alle Ebenen nur aufsteigende Grade in den Skalen des Lebens sind, wobei die undifferenzierte Materie den niedrigsten Grad hat, die spirituelle Ebene den höchsten. In Wirklichkeit gibt es aber keine festen Grenzen zwischen diesen Ebenen der Erscheinung.

Kurz gesprochen, sind diese künstlichen Ebenen große Gruppen der Manifestation des Lebens in unterschiedlichen Schwingungsgraden. Diese Schwingungen, die noch im dritten hermetischen Gesetz zur Sprache kommen werden, unterscheiden sich in Amplitude, Frequenz und Richtung, sodass Schwingungen nebeneinander existieren können, ohne voneinander zu ahnen. Unser Universum, so lehrte die Physik, ist begrenzt durch die Lichtgeschwindigkeit. Es wäre also vorzustellen, das ein weiteres Universum jenseits der Lichtgeschwindigkeit existiert. Beide Universen könnten den gleichen Raum teilen, ohne sich zu behindern, allein getrennt durch die Schwingungsbreite ihrer Existenz. Ein anderes Universum könnte existieren, in dem die Zeit seitwärts läuft und Ähnliches. All diese Phänomene sind für unseren Geist kaum vorstellbar, könnten aber theoretisch existieren, den gleichen Raum teilen, ohne sich zu behindern, oder ohne von der Existenz des Anderen überhaupt zu ahnen.

Die Hermetiker unterteilten jede der drei großen Ebenen in sieben kleinere Ebenen. Jede dieser Ebenen wiederum unterteilten sie in sieben Unterebenen. All diese Ebenen sind jedoch nur Kunstprodukte, die helfen sollen, ihre Qualitäten besser studieren zu können.

Die große physische Ebene und ihre sieben kleineren Ebenen stehen in Beziehung zu allem, was wir Materie nennen, auch zu den Kräften, die die Materie lenken und ihren Manifestationen. Denken wir daran, dass die Hermetiker in der Materie nur eine niedrig schwingende Energie sehen und daher zwischen Energie und Materie kein Unterschied gemacht wird.

Die sieben kleineren Ebenen werden folgendermaßen bezeichnet:

1. Die Ebene der Materie (A)
2. Die Ebene der Materie (B)
3. Die Ebene der Materie (C)
4. Die Ebene der ätherischen Substanz
5. Die Ebene der Energie (A)
6. Die Ebene der Energie (B)
7. Die Ebene der Energie (C)

Betrachten wir diese Einteilung grob, so können wir feststellen, dass sich hinter der Sieben-Teilung eine Drei-Teilung verbirgt. Wir sehen drei Ebenen der Materie, eine Zwischen- oder Verbindungsebene und drei Ebenen der Energie. Diese Drei-Teilung der Sieben-Teilung ist ebenfalls charakteristisch für das Vorstellungsbild der alten Hermetiker. Man könnte es als *Gesetz der 3-7-Beziehung* bezeichnen.

Die Ebene der Materie (A) umfasst die Materie in ihren festen Körpern, Flüssigkeiten, Gasen, wie sie von der Physik beschrieben werden. Die Ebene (B) der Materie umfasst Materiebereiche, die erst allmählich in unser Bewusstsein dämmern. Strahlende, radioaktive Materie und ähnliche Phänomene gehören in diesen Bereich. Die Ebene der Materie (C) umfasst sehr subtile Formen der Materie, die heute von der Wissenschaft noch nicht entdeckt worden sind.

Die Ebene der ätherischen Substanz umschließt das, was als *»Äther«*, aber auch als *»Dritte Kraft«* bezeichnet wurde. Wir sprachen bereits in der Psora[4] darüber. Wie wir auch hier sehen können, hat die dritte Kraft eine verbindende Aufgabe, sie vernetzt die Welt der Materie mit der Welt der Energien. Eine ähnliche Aufgabe hat sie als Lebenskraft auch in unserem Organismus. Um diese Aufgabe bewerkstelligen zu können, ist sie extrem elastisch, sie ist so dehnbar, dass sie von einem Ende des bekannten Universums bis zum anderen Winkel des bekannten Universums gedehnt werden kann ohne zu zerreißen.

Vor allem, wenn wir uns im Traum von unseren Körpern lösen und in andere Ebenen der Existenz reisen, ist diese Dehnbarkeit vonnöten, da ein Zerreißen der ätherischen Substanz dem Tode gleich käme. Die ätherische Kraft »wirkt unumschränkt« wie SAMUEL HAHNEMANN es formuliert hat, auch in die zellulären und mikro-zellulären Bereiche hinein. Sie ist ein Medium zur Übertragung von Schwingungen, wie Licht, Wärme, Elektrizität usw.

Die hermetische Tradition kennt sieben verschiedene Ebenen der ätherischen Substanz.

Schwingungsmäßig oberhalb des ätherischen Feldes beginnt die Ebene der Energie (A). Sie umschließt die bekannten Formen von Energie mit ihren Unterteilungen Hitze, Licht, Magnetismus, Elektrizität usw. Die Ebene der Energie (B) umschließt sieben Ebenen von Energie, die der Wissenschaft bisher verschlossen blieben. Sie werden die *»feineren Kräfte der Natur«* genannt. Sie werden gebraucht, um bestimmte geistige Phänomene zu materialisieren. Die Ebene der Energie (C) unterteilt sich ebenfalls in sieben Unterebenen, die so hoch organisiert sind, dass sie Träger vieler Charakteristika des Lebens beinhalten. Sie sind bisher noch nicht wirklich entdeckt worden und können nur von Wesen genutzt werden, die allein auf der spirituellen Ebene existieren. Diese Energie wird oft als *»göttliche Kraft«* bezeichnet. Die Wesen, die diese Kräfte nutzen, sind von unserem Standpunkt aus betrachtet mehr Götter als Menschen.

Die große geistige Ebene umschließt die »lebendigen Dinge«, die wir kennen, sowie andere Formen des Lebens, die nicht so bekannt sind. Die sieben Ebenen der großen geistigen Ebene werden folgendermaßen klassifiziert:

1. Die Ebene des mineralischen Geistes
2. Die Ebene des elementalen Geistes (A)
3. Die Ebene des pflanzlichen Geistes
4. Die Ebene des elementalen Geistes (B)
5. Die Ebene des tierischen Geistes
6. Die Ebene des elementalen Geistes (C)
7. Die Ebene des menschlichen Geistes

Die elementalen Ebenen verstehen sich als Bindeglieder zwischen den großen Ebenen des mineralischen, pflanzlichen, tierischen und menschlichen Geistes. Sie haben eine Verwandtschaft zu den ätherischen Feldern und den Ebenen der dritten Kraft.

Mit der Ebene des mineralischen Geistes sind die Wesenheiten, formgebenden Kräfte usw. gemeint, die die Moleküle, Atome und anderen Korpuskel beleben, ähnlich, wie die menschliche Seele den materiellen Körper belebt. Man könnten sie als *»Seelen«* der Materie bezeichnen. Sie enthalten Schwingungen, die ein wenig höher sind, als die höheren Unterteilungen der physischen Ebene. Wie die Wissenschaft mittlerweile weiß, hat jedes Elektron ein eigenes Bewusstsein, Sympathien und Abneigungen und erkennt andere Elektronen sofort, mit denen es einmal in Verbindung stand.

Auch die Ebene des mineralischen Geistes hat die üblichen sieben Untergruppen.

Die Ebene des pflanzlichen Geistes hat ebenfalls sieben Unterteilungen und entspricht der beseelten Natur.

Ähnliches könnte über die anderen Ebenen gesagt werden, wobei die Ebenen ebenfalls ihre sieben Unterteilungen besitzen. Von der Ebene des menschlichen Geistes wird gesagt, dass der durchschnittliche Mensch auf der vierten Stufe existiert, nur die intelligentesten Menschen haben Zugang zur fünften Ebene. Es sind Millionen von Jahren vergangen, um diese Stufen zu erklimmen und es wird noch viel Zeit brauchen, um die sechste oder siebente Ebene zu erreichen, obwohl gerade in unserer Zeit einige Kinder geboren werden, die über die Fähigkeit verfügen, in diese Bereiche hineinzudenken.

Was lässt sich über die große spirituelle Ebene sagen, die so weit über unserem Erfahrungshorizont ist?

Die hermetische Philosophie sagt, dass hier die großen Meister, die Engel, Erzengel, Halb-Götter und Götter residieren. Doch all diese Wesen, so hoch entwickelt sie auch sein mögen, sind noch sterblich. Nur die größten Hermetiker waren in der Lage, Einblicke in diese spirituellen Welten zu nehmen, nur die Geister waren in der Lage, diese hochschwingenden Wahrheiten zu begreifen, die über Jahre trainiert waren. Viele dieser Erfahrungen und Erkenntnisse waren so weit über das normale Begriffsvermögen erhaben, dass vieles als gefährlich eingestuft und nur Ausgewählten vermittelt wurde. Diejenigen, die dieses Wissen missbrauchten, mussten in der tiefsten Region der Materie ihren Pfad neu beginnen, in sich ein beißendes Verlangen nach dem Genuss der Höhen, die sie einstmals besaßen. Die Legenden der Gefallenen Engel basieren auf Tatsachen und sind nicht nur mythologische Geschichten. Auf der Suche nach selbstsüchtiger Machtausübung verliert die Seele ihre Balance und fällt so weit zurück, wie sie vorher gekommen war. Aber auch für diese Seele ist der Pfad der Rückkehr ausgebreitet.

Die sieben hermetischen Gesetze wirken auf allen Ebenen des Daseins, auf jeder großen Ebene, sowie auch auf den sieben Ebenen und den sieben Unterebenen.

3.3 Das Prinzip der Schwingung

»*Nichts ist in Ruhe, alles bewegt sich, alles ist in Schwingung.*«[3]

Auch das Gesetz der Schwingung ist in der Homöopathie von großer Bedeutung. Es enthält die Wahrheit, dass alles im Universum in Bewegung ist. Alles bewegt sich, alles vibriert, alles kreist. Alles ist in konstanter Bewegung und unterscheidet sich nur durch Frequenz und Muster der Schwingungen. Sogar das ALL ist in konstanter Bewegung, aber diese Bewegung ist so hoch schwingend, dass sie uns schon fast wieder wie Ruhe erscheint. Der Gegenpol zu dieser extrem hochschwingenden Vibration ist die niedrige Vibration der Materie. Zwischen diesen extremen Polen sind Millionen und Abermillionen von schwingenden Mustern aufgespannt.

Die moderne Wissenschaft hat herausgefunden, dass das was, wir gewohnt sind »Materie« oder »Energie« zu nennen, nur unterschiedliche Vibrationsmuster sind. Einige Wissenschaftler bewegen sich mit großen Schritten in Richtung der Erkenntnis, dass auch der Geist sich von Materie und Energie nur durch sein Schwingungsmuster unterscheidet, eine Tatsache, die den alten Hermetikern sehr bewusst war.

Die hermetischen Lehren erzählen, dass jeder Gedanke, jedes Gefühl, jede Regung, jeder Willensakt von einer Schwingung begleitet wird, und dass diese Schwingung eine Induktion bei anderen Menschen bewirken kann. Auf diese Weise sind Phänomene wie Telepathie, Telekinese, Psychometrie usw. erklärbar. Alles hinterlässt einen vibrierenden Fingerabdruck in Raum und Zeit. Auf ähnliche Weise können wir mit hochpotenzierten Mitteln eine Wirkung erzeugen, weil ihre primäre Schwingung intakt ist und durch den Potenzierungseffekt in ihrer Wirksamkeit noch erhöht wird, sodass nicht nur Materie, sondern auch das ätherische Feld der Lebenskraft und auch Gefühle und Gedanken durch die homöopathischen Mittel erreichbar werden. Aber der Organismus muss die Information lesen können und das geht am besten, wenn die Schwingung ähnlich ist.

Die bildliche Darstellung dieser Erkenntnisse ist mittlerweile durch MASURU EMOTO gelungen, der die Schwingungsmuster von Eiskristallen fotografieren konnte und dadurch sehr zum Verständnis dieser Tatsachen beitrug. In einem Vortrag von ANDREAS KRÜGER wird gezeigt, dass diese Schwingungsmuster auf tiefste Weise beeinflusst werden können, auf der einen Seite durch Potenzierung der Arzneien, auf der anderen Seite aber auch durch die Haltung und Stimmung des Individuums. So macht die Haltung, zum Beispiel Dankbarkeit, aus Pulsatilla C 200 eine weitaus kräftigere Arznei, als die Haltung Hass, die die Kraft der Pulsatilla-Arznei um die Hälfte schrumpfen lässt. Diese Experimente zeigen die Umsetzung des Wissens der alten Hermetiker sehr deutlich, dass alles Schwingung ist und vor allem Wasser mit dieser Schwingung beseelt werden kann.

Viele außergewöhnlichen Leistungen basieren auf dem Gesetz der Schwingungen, denn je höher die Schwingung, desto GOTT-näher kommt sie, und auf diese Weise untersteht sie immer anderen Gesetzen, als die niedrige Schwingung es tut. Man könnte sagen, dass die Anzahl der Gesetze wächst, je tiefschwingender die Materie ist. Wir beobachten das in unseren Träumen. Gekleidet in einen anderen Körper sind uns Dinge möglich, die im Tagesbewusstsein unmöglich erscheinen. Das Gleiche gilt auch für das Phänomen der Liebe. Wir alle wissen und haben erlebt, wie viel scheinbar Unmögliches die Liebe bewirken kann. Man könnte fast sagen, dass, je mehr Liebe ein Organismus produzieren kann, desto mehr Dinge ihm möglich sind, da Liebe unsere Schwingung erhöht, uns fast schweben lässt, die Schwere des Lebens fällt von uns. Die Schwingung der Liebe erhebt, sie macht aus uns bessere, leichtere Menschen. Liebe ist die wahrscheinlich höchstschwingende Energie, die wir kennen.

Aus diesem Grund schrieb einer der alten Hermetiker: *»Wer das Gesetz der Schwingung wirklich versteht, hat das Szepter der Macht ergriffen.«* Gerade auch aus diesem Grund ist es wichtig, dass ein »mächtiger« Mensch zugleich auch ein zutiefst liebender Mensch ist.

3.4 Das Prinzip der Polarität

> »*Alles ist zweifach, alles hat zwei Pole, alles hat sein Paar von Gegensätzlichkeiten: gleich und ungleich ist dasselbe; Gegensätze sind identisch in der Natur, nur verschieden im Grad; Extreme berühren sich; alle Wahrheiten sind nur halbe Wahrheiten; Widersprüche können miteinander in Einklang gebracht werden.*«[3]

Wir kennen diesen Teil der Gesetze schon aus dem TaoTeKing, in dem das Gesetz der Polarität in Kombination mit dem Gesetz der Geschlechtlichkeit auftaucht:

> *Das Tao gebiert Eins,*
>
> *Eins gebiert Zwei,*
>
> *Zwei gebiert Drei,*
>
> *Drei gebiert alle Dinge.*
>
> *Alle Dinge haben im Rücken das Weibliche*
>
> *und schauen auf das Männliche.*
>
> *Wenn männlich und weiblich sich verbinden*
>
> *atmen alle Dinge Harmonie.*[8, Vers 42]

Polaritäten sind die künstlichen Hälften eines Ganzen, besonders deutlich wird dieses Prinzip im Yin und Yang Zeichen ☯ ausgedrückt.

Das vierte hermetische Gesetz bringt uns nahe, dass alles, was sich manifestiert, zwei Seiten, zwei Aspekte, zwei Pole hat. Alles *ist* und *ist nicht* zur gleichen Zeit. Alle Wahrheiten sind nur Halb-Wahrheiten. Jede Wahrheit ist zur Hälfte falsch. Alles hat einen Rücken, den wir nicht sehen und eine Front, die wir sehen können. Dennoch bilden Sicht-bares und Unsicht-bares ein Ganzes.

Die hermetische Lehre geht davon aus, dass Extreme, zum Beispiel Licht und Dunkel sich nur in ihren Graden unterscheiden, das heißt, Licht ist grundsätzlich nichts anderes, als Dunkelheit, sondern einfach nur mehr. Das heißt, dass alle Oppositionen irgendwo ihre Verbindung haben. Diese Verbindung in den Polariäten zu erkennen, ist die große Schwierigkeit. In der Homöopathie erkennen wir das Gesetz der Polarität durch die Erst- und Nachwirkung von Arzneien, die oft diametral entgegengesetzt sind, in ihr erkennen wir auch, dass das Gesetz des Gegensatzes und das Gesetz der Ähnlichkeit nach den gleichen Reaktionsmustern abläuft, also in Wirklichkeit gar nicht so unterscheidbar ist. Ob wir ein Arzneimittel nutzen, das zuerst Kälte produziert, um dann Hitze zu erzeugen, ist nicht so wesensfremd einem Arzneimittel, das zuerst Hitze erzeugt, um dann Kälte zu produzieren. Das Reakionsmuster ist in beiden Fällen das Gleiche und folgt dem Gesetz der Polarität.

HIPPOKRATES sagte dazu:

> »Die günstige Gelegenheit ist flüchtig in der Medizin. Wer sie erfasst, gewinnt den sicheren Punkt, wo Wirkungen in ihr Gegenteil umschlagen, das heißt wo die abführenden zu nicht abführenden werden, und so wie bei vielen anderen«.[2, S. 219]

These und Anti-These sind von der Natur her identisch, aber unterscheiden sich in ihren Graduierungen. Übertragen wir diese Erkenntnisse auf die Welt der Hermetik, so bedeutet es auch, dass Materie und Geist sich nur in Graden unterscheiden, aber die gleiche Basis haben. Dieses Gesetz zeigt uns, dass alle Manifestationen sich nur in ihren (Dichte-, Schwingungs-)Graden unterscheiden, aber ihrer Natur nach identisch sind.

Hitze und Kälte unterscheiden sich nur in ihren Wärme-Graden.

Licht und Dunkelheit unterscheiden sich nur in ihren Licht-Graden.

Liebe und Hass unterscheiden sich nur in ihren Liebes-Graden. Wir kennen keine absolute Liebe, keinen absoluten Hass, sondern nur Graduierungen dazwischen.

Wissen und Unwissenheit unterscheiden sich nur in ihren Wissens-Graden.

Wenn wir ständig in Richtung Norden gehen, werden wir irgendwann Richtung Süden laufen.

Die gleichen Erkenntnisse gelten für Töne, Farben, für gut und schlecht, Mut und Furcht usw.

Dieses Gesetz hilft uns, Klassen von Erscheinungen zu unterscheiden. Die Hermetiker haben festgestellt, dass es nicht möglich ist, einen Geisteszustand in einen anderen Geisteszustand zu überführen, der dem anderen wesensfremd ist, aber es ist möglich, von einem Geisteszustand zu einem anderen zu gelangen, wenn eine Änderung der Graduierung diesen neuen Geisteszustand herbeiführen kann. Wir können daher Hass in Liebe verwandeln, aber nicht Furcht. Wir können Furcht in Mut verwandeln, aber nicht den Hass. Liebe wird auch nie Ost oder West, oder links oder rechts. Härte kann weich gemacht werden, Stumpfheit scharf, Heißes kann abkühlen.

Große Transmutationen im Leben von Menschen folgen diesen Polaritätsgraden. Menschen beginnen sich zu entwickeln und richten sich in einem höheren Schwingungsgrad ein, dabei können hochschwingende homöopathische Mittel von großer Bedeutung sein. Man kann aus einer Rose keinen Elefanten machen, aber man kann die Rose zum Erblühen bringen. Dabei hilft uns das Gesetz der Polarität.

Oft wird der Pol mit der höheren Schwingung als positiver Pol gesehen. Das heißt Liebe ist positiver als Hass, Mut positiver als Furcht, Aktivität positiver als Nicht-Aktivität, wie wir es auch bei Heilungen erleben[4].

Interessanterweise unterstützt die Natur den positiven Pol mehr als den negativen, woher es nicht verwunderlich ist, dass die Liebe dem Hass grundsätzlich überlegen ist. Der positive Pol untersteht dem Gesetz der Anziehung, während der negative Pol unter dem Gesetz der Abstoßung steht, wie wir es auch von den Miasmen Sykose und Syphilinie kennen.

Die Kraft der Positivität kann auf andere übertragen werden, und die Schwingung anderer Menschen extrem beeinflussen, wie uns die Beispiele großer Meister zeigten/zeigen. Durch Induktion kann die Positivität im eigenen Erleben angeregt, in Schwingung gebracht werden, wobei das Phänomen von Raum und Zeit keine Rolle spielen muss. Auf diese Weise können Geist-Heilungen erklärbar gemacht werden. Wäre es möglich, die Schwingung der Heilungsenergie zu erfassen, so wäre es möglich, den Zeitpunkt und -ort dieser Schwingung bewusst zu machen. Doch auch hier kann eine Veränderung nur entlang der Polaritäten eintreten. Aus Furcht kann Mut werden, aus Hass Liebe usw.

Das Wissen um das Gesetz der Polarität kann helfen, den eigenen Geisteszustand und den anderer Menschen besser zu erkennen und zu verstehen. Geistige Zustände sind nur Graduierungen bestimmter Prinzipien, die sich in Polaritäten ausdrücken können. Wir können ihre Schwingungen erhöhen oder erniedrigen, und die geistigen Pole werden sich verändern. Auf diese Weise können wir lernen, unseren Geist zu meistern, anstatt von ihm versklavt zu werden. Auf diese Weise können wir Licht bringen, wo Dunkelheit herrscht.

Auf diese Weise können wir Heilung bringen wo Un-Heil herrscht.

3.5 Das Prinzip des Rhythmus

> *»Alles fließt aus und ein, alles hat seine Gezeiten, alle Dinge steigen und fallen, das Schwingen des Pendels zeigt sich in allem; das Maß*

> *des Schwunges nach rechts ist das Maß des Schwunges nach links; Rhythmus kompensiert.*«[3]

Mit dem fünften Gesetz des Lebens werden wir mit der Wahrheit konfrontiert, dass alles, was sich manifestiert, einer rhythmischen Bewegung folgt. Wie der Atem, das Ein und Aus, der Rhythmus der Wellen an den Ufern des Strandes, wie das Enstehen und Vergehen eines jeden von uns, ist alles, was geschaffen wurde, diesen Rhythmen ausgesetzt. Einer Verschlimmerung folgt eine Besserung, einer Besserung eine Verschlechterung, einer Erst-Wirkung folgt eine Nach-Wirkung, das ist der Lauf des Lebens. Wie ein Pendel scheint sich das Leben zu bewegen, zwischen diesen Polen spannt sich das körperliche, geistige und spirituelle Leben auf. Das Prinzip des Rhythmus ist eng verbunden mit dem Prinzip der Polarität. Das Gesetz der Polarität besagt, dass alles in der Ebene der Manifestation eine andere Seite hat, das Gesetz des Rhythmus beschreibt die Bewegung zwischen den Polen. Das bedeutet nicht, dass die rhythmische Bewegung immer bis zu den extremen Enden der Polarität geht, in den meisten Fällen geschieht das nicht, aber es existiert eine Bewegung in Richtung des einen Poles und dann in Richtung des anderen.

Es gibt immer Aktion und Reaktion, Vorstoß und Rückzug, Heben und Senken. Dieser Rhythmus manifestiert sich auf allen Ebenen des Universums. Sonnen folgen diesem Gesetz, Welten, Völker, Menschen, Tiere, Pflanzen, Mineralien, Kräfte, Energie, Materie, sogar der Geist selber. Es gibt Menschen, die behaupten, dass GOTT auf diese Weise seine Universen schafft, im Traum atmet er/sie die Universen ein, im Traum atmet er/sie die Universen wieder aus. Vom Urknall zur Götterdämmerung ist der Rhythmus der Welt. Die Brahmanen nennen diesen Rhythmus *»das Aus- und Einatmen von Brahm«*. Universen werden geschaffen, werden immer dichter, erreichen irgendwann den Punkt der tiefsten Materialisation und kehren von dort zu ihrem Schöpfer zurück. Die Schwingung wird immer höher und höher, bis eine Vereinigung mit GOTT wieder möglich wird, und schlussendlich auch stattfindet.

Dieses Prinzip haben wir bereits im Wort Bereschith[5] (בראשית) kennengelernt, dessen erste drei Buchstaben 2-200-1 geschrieben werden. In diesen drei Buchstaben erkennen wir das Prinzip des Rhythmus und der Polarität. Hier zeigt sich GOTT in der Polarität (2), die immer stärker in die Manifestation drängt (200), bis alles wieder zurückkehrt zur Einheit, zu GOTT (1).

Wir können erkennen, welch zentrale Rolle die hermetischen Gesetze der Polarität und des Rhythmus für unsere Erschaffung der Welt spielen, wenn sie an so gewichtiger Stelle die Geschichte der BIBEL einleiten.

Nacht folgt auf Tag, Tag folgt auf Nacht, Sommer folgt auf Winter, Winter folgt auf Sommer, die Zyklen der Natur folgen diesem großen hermetischen Gesetz, genauso wie im Großen die Universen und im Kleinen die Atome und kleinsten Mikroteilchen. Es gibt keine Ruhe im Universum, alles ist in Bewegung. Ein immerwährender Rhythmus durchzieht alles Leben, die Tiden des Lebens fließen ein und aus, wie es das Gesetz befiehlt.

Das Prinzip des Rhythmus wird von der Wissenschaft gut verstanden, doch sie bezieht es im Allgemeinen auf die Bewegungen der Materie. Die Hermetiker spannten das Gesetz viel weiter und unterstellten auch die nicht-materiellen Ebenen diesem Gesetz. So agieren der Geist, die Stimmungen, die Gefühle ebenso nach diesem Gesetz wie der materielle Körper. Die Hermetiker haben gelernt durch Transmutation diesem Prinzip zu entkommen.

Jenseits des Rhythmus

Die hermetischen Meister entdeckten, dass das Prinzip des Rhythmus unausweichlich ist und auch die geistigen Welten regiert. Sie erkannten auch, dass es zwei Ebenen der Manifestation geistiger Gegebenheiten gab, die sie höher und niedriger nannten. Als sie dies erkannten, schwangen sie sich auf zu der höheren Ebene des Bewusstseins und entkamen so dem Rhythmus des Pendels, welches alleine das untere Bewusstsein regierte. Diese Ebene des Bewusstseins, die sie erreichten, war neutral, sie sahen hier das Gesetz des Ausgleiches am Werk. Um in diese Gleichmütigkeit einzutreten, war es nur notwendig, das Ich über die normalen Wellengänge der Bewusstheit zu erheben in ein Land, in dem die Gezeiten milder verliefen. Der hermetische Meister oder die hermetische Meisterin war in der Lage, sich in dem erwünschten Pol zu fixieren, ohne den Rückschlag des Pendels zu erleben. Sie erhoben sich über die Gezeiten. Alle Menschen, die eine gewisse Form der Selbst-Bemeisterung gewonnen haben, können dies. Sie können erreichen, dass ihre Stimmungen und negativen Einstellungen sie nicht mehr erreichen. Sie wenden das Gesetz des Ausgleiches, der Neutralisation an.

Auch in der homöopathischen Behandlung erleben wir dieses Prinzip, das wohl in der Theorie unverständig erscheint. An einem Beispiel wird das vielleicht klarer.

Fallbeispiel

Eine Patientin litt unter enormen Angstzuständen, die vor allem beim Autofahren auftraten und weder vorhersehbar, noch kontrollierbar waren. Nach der Einnahme eines homöopathischen Mittels fuhr sie mit ihrem Auto auf der Überholspur durch einen Tunnel. Die rechte Spur war durch den Abendverkehr gedrängt voll. Der Tunnel war dunkel. Sie konnte zu keiner Seite ausweichen und – bekam ihre Panik. Es gab keine Möglichkeit der Panik zu entkommen. Sie begann zu schreien, aber es half nichts. Plötzlich, inmitten all der Panik, löste sich etwas aus ihr, das auf vernünftige Weise ihre Panik zu betrachten schien. »So siehst du also aus, wenn du ausflippst. Muss das jetzt wirklich sein?«

Sie stellte fest, dass sie der Panik entkommen konnte, wenn sie in den »Beobachter«, wie sie ihn bezeichnete, wechselte. Und so begann sie ein Spiel zu spielen. Die Zeit im Tunnel war lang, und so konnte ein kleines Spiel ihr helfen die Zeit zu vertreiben. Beobachter – Panik – Beobachter – Panik immer hin und her wechselte sie ihre Identifikation, bis allmählich die Panik nachließ, und sie nach Hause fahren konnte.

Für sie war dieses Ereignis ein Wendepunkt, da sie das erste Mal feststellen konnte, nicht Opfer ihrer Panik zu sein. Es gelang ihr, wann immer sie diese Panik erlebte, den Beobachter zu aktivieren und ihr Spiel zu spielen. Die Sklaverei der Panik war gebrochen. Im Laufe der Zeit wurden die Panikattacken immer seltener, bis sie schließlich ganz verschwanden.

Die Wichtigkeit dieser hermetischen Erkenntnisse wird vielleicht von denen verstanden werden, die erleben, wie gebeutelt Menschen von ihren Stimmungen, Gefühlen und Emotionen sein können. Wie wenig manche Menschen Meister/Meisterin über ihr eigenes Leben sind. Wenn wir zurückschauen auf unser Leben, werden wir erkennen, wie sehr unser Leben von diesem Gesetz beherrscht wird. Wie Phasen der Lebensfreude, des Enthusiasmus gewichen sind den Phasen der Depression, der Sinnlosigkeit und des Überdrusses. Wir konnten erleben, wie Phasen des Mutes gefolgt wurden von Phasen der Furcht. Auf vielen Ebenen konnten/können wir dieses Gesetz erleben ohne eine Möglichkeit zu sehen, wie wir uns daraus erheben könnten.

Aber das Verständnis dieses Gesetzes kann uns auch helfen, jenseits dieses Gesetzes zu treten, um uns auf einer höheren Ebene der Bewusstheit einzurichten, in der dieses Gesetz keine oder kaum eine Rolle mehr spielt. Der Wille des Menschen ist über das Gesetz erhaben, weshalb es so wichtig scheint, einen konstanten Willen auszubilden. Dennoch sollten wir verstehen, dass, auch wenn wir diesem Gesetz des Rhythmus entfliehen können, es doch nicht ausgeschaltet werden kann. Jeder Versuch, diesen Rhythmus zu blockieren, wird mit sehr viel Schaden erkauft. Dass es die Möglichkeit gibt, auf Bewusst-Seins-Ebenen zu wechseln, auf denen dieses Gesetz keine große Rolle mehr spielt, mag ein kleiner Trost sein.

Das Pendel schwingt unaufhörlich, aber wir können erreichen, nicht mehr mitgezogen zu werden.

In der folgenden kleinen Geschichte finden wir einen Mann, der sich jenseits des Gesetzes der Polarität eingerichtet hat.

> Auf einer Ranch im Wilden Westen verschwanden eines Tages alle Pferde. Der Vorarbeiter stürmte ins Haus seines Bosses und rief: »Boss, Boss, alle unsere Pferde sind verschwunden, ist das nicht schrecklich?«
>
> »Kann sein«, sagte der Boss, »hilf mir sie zu suchen.
>
> Sie fanden die Pferde noch am gleichen Tag. Sie hatten sich einer anderen Herde angeschlossen. So fingen sie die Pferde ein, und bekamen noch eine Herde dazu.
>
> »Ist das nicht ein Segen, Boss, dass wir jetzt eine zweite Herde dazu geschenkt bekommen haben?«
>
> »Kann sein«, sagte der Boss, »lass uns nach Hause reiten.«
>
> In den nächsten Tagen wurden die Pferde zugeritten. Von einem der Pferde stürzte der Sohn des Bosses und brach sich das Bein.
>
> »Boss, Boss, kommen Sie schnell, ihr Sohn hat sich das Bein gebrochen, ist das nicht schrecklich.«
>
> »Kann sein«, sagte der Boss, »lasst uns sehen, was wir tun können.«
>
> Der Arzt wurde gerufen, das Bein gegipst. Alles schien einigermaßen glücklich abgelaufen zu sein, bis ein Depeschenreiter auf den Hof stürzte, und rief » es ist Krieg ausgebrochen, ich bin hier um ihren Sohn zu rekrutieren.«
>
> »Das geht nicht, er hat sich das Bein gebrochen.«
>
> Unverrichteter Dinge musste der Depeschenreiter vom Hof reiten.
>
> Abends sprach der Vorarbeiter zu seinem Chef. »Ist das nicht ein Segen, dass ihr Sohn sich das Bein gebrochen hat, sonst müsste er in den Krieg ziehen.«
>
> »Kann sein«, antwortete der Boss.

Das Gesetz der Kompensation

Ein Teil des Gesetzes des Rhythmus ist das Gesetz der Kompensation. Wir sprachen darüber in der Psora[4]. Wir erklärten die Herkunft des Wortes und versuchten darzulegen, wie das Gesetz der Kompensation im Organismus funktioniert. Nach dem Gesetz der Kompensation ist der Schwung des Pendels zur einen Seite genau so groß wie der Schwung des Pendels zur anderen Seite. Therapeutisch gesehen hat das eine erhebliche Konsequenz. Je höher die Potenz, die wir geben, desto größer ist der Schwung des Pendels und um so größer wird der Schwung des Pendels in die andere Richtung sein. Bei Organismen, die stabil sind, kann das zu einer schnellen Gesundung führen, bei Organismen, die labil sind, kann es den gesamten Organismus überfordern, und die Gegenregulation kann den Organismus im Extremfall so viel Kraft kosten, dass es auf Kosten der Gesundheit gehen kann. Unter diesem Aspekt sollte die Potenz sorgfältig ausgesucht werden, um die Schwünge des Pendels einigermaßen kontrollieren zu können.

In der Natur sehen wir dieses Gesetz in den Gezeiten, dem Rhythmus der Jahreszeiten, in denen sich extreme Jahreszeiten immer wieder ausbalancierten. Je höher ein Wesen steigt, desto tiefer kann es fallen, je stärker die Freude, desto tiefer kann die Trauer werden. Die Kapazität für Schmerz und Freude ist in jedem Wesen ausbalanciert, auf diese Weise sorgt das Gesetz der Kompensation dafür, dass wir nicht auseinanderbrechen, sondern Schmerz in dem Maße zu ertragen in der Lage sind, wie wir auch Freude ertragen können. Die Rhythmik und Schwingung jeder unserer Zellen ist auf dieses Maß ausbalanciert, weshalb es durch Transplantationen und Blutübertragungen zu so großen Persönlichkeitsänderungen kommen kann. Die übertragene Substanz hat eine andere Lebensschwingung, mit der der Organismus sich auseinander setzen muss. Die Unverträglichkeit von Spenderorganen hat in diesem unterschiedlichen Rhythmus ihre Ursachen. Kristallisiert erscheint dieser Rhythmus auf den Oberflächen jeder Zelle, die ihr ein besonderes, individuelles Gepräge gibt.

> Ein Mann, auf der Suche nach den Rätseln der Welt, verlor eines Tages sein ganzes Hab und Gut durch eine unaussprechliche Katastrophe. Geblieben waren ihm nur seine vier Wände, ein Geigenstock und eine Tischplatte aus Glas. Auf diese war Zucker gestreut. Gedankenversunken und voller Trauer rieb der Mann seinen Geigenstock an der Glasplatte und sah, wie sich der Zucker zu Strukturen

formte. Immer und immer wieder strich er mit seinem Geigenstock entlang der Glasplatte. Immer neue Muster und Strukturen entstanden.

»Musste ich erst alles verlieren, um das hier zu finden?« sagte er.

Fallbeispiel

Eine Patientin kam zu uns, weil sie eine extreme Persönlichkeitsveränderung nach einer Bluttransfusion durchmachte, sie hatte Gewalt-Fantasien und Angst um das Leben ihres Kindes. Solche Fantasien hatte sie nie zuvor gehabt. Nach der Ursache befragt, konnte sie nur angeben, durch einen Unfall viel Blut verloren zu haben. Sie bekam etliche Blutkonserven, und nach einer dieser Konserven spürte sie diese extremen Veränderungen.

Wir beruhigten die Patientin und erklärten ihr, dass die Erythrozyten keine lange Lebensdauer hätten, und dass, wenn auch das letzte Blutkörperchen zerfallen sei, sie wieder zu ihrer »alten Persönlichkeit« zurückkehren würde. Man bräuchte das nicht zu therapieren.

Die Hermetiker gehen in ihren Erkenntnissen aber noch weiter. Sie behaupten, dass, damit ein Mensch ein gewisses Maß an Freude im Leben erleben kann, er/sie zunächst einmal genauso weit in die andere Richtung gegangen sein muss. Das heißt, dass der negative Pendelschwung dem positiven vorangehen muss. Das bedeutet, dass wir nicht für unser Glück mit Schmerzen werden bezahlen müssen, sondern dass wir für unser Glück bereits mit Schmerzen bezahlt haben. Die Freude, die wir erleben dürfen, ist nach dem Gesetz der Kompensation der Ausgleich für viel Leid, das wir bereits erlebt haben.

Andere Menschen erzählten, dass das Leben erst den Schmerz beschert, dann die Lektion, was in etwa der Beobachtung der Hermetiker entspricht.

Kann man dem Schwung des Pendels entkommen?

Nein.

Doch auch hier, erzählen die alten Hermetiker, ist es dem Meister/der Meisterin möglich, dem Schwung des Pendels in Richtung Schmerz durch den Prozess der Neutralisation auszuweichen, verhindern kann man ihn nicht. Aber durch die Hebung des Egos auf eine andere Ebene des Bewusstseins können viele allzu heftige Erfahrungen der unteren Ebenen vermieden werden.

Carlos Castaneda fragte eines Tages seinen Lehrer Don Juan. »Was würdest du tun, wenn dir eines Tages ein Mann mit einer Waffe auflauern würde?«

»Ich würde nicht hingehen.«

Das Gesetz der Kompensation spielt eine wichtige Rolle im menschlichen Leben. Wir bemerken, dass wir für alles, was wir besitzen wollen oder besitzen, »den Preis« zahlen müssen. Niemand kann sein Geld behalten und trotzdem den Kuchen bekommen, den er/sie so gerne hätte. Die Dinge, die ein Mensch bekommt, werden immer mit den Dingen bezahlt, die ein Mensch verliert. Ein reicher Mensch hat materielle Besitztümer, von denen ein armer Mensch nur träumen kann, dafür besitzt ein armer Mensch Dinge, von denen ein Reicher nur träumen kann. Überall erkennen wir das Gesetz des Rhyhthmus und der Kompensation, den Schwung des Pendels.

Ein Gitarrist bekam einmal eine Gitarre angeboten, die er »sich zeit seines Lebens sehr gewünscht hatte. Die Gitarre wurde ihm zu einem geringeren Preis angeboten, als sie Wert war, da sie aus einem Raubüberfall stammte. Die Sehnsucht nach dieser Gitarre war groß, aber die Tatsache, dass sie aus einem Raubüberfall stammte, ließ ihn zögern.

Er wandte sich zur Lösung seines Dilemmas an eine weise Frau.

Sie hörte sich geduldig sein Problem an.

»Ich sehe nur eine Lösung des Problems,« antwortete sie. »Willst du die Gitarre wirklich besitzen, wirst du den vollen Preis zahlen müssen. Der Raub klebt jetzt an ihr und verändert ihre Musik.«

Lange überlegte sich der Musiker die Antwort, ging in ein Geschäft und zahlte den vollen Preis.

3.6 Das Prinzip von Ursache und Wirkung

> *»Jede Ursache hat ihre Wirkung, jede Wirkung ihre Ursache; alles geschieht gesetzmäßig, Zufall ist nur der Name für ein unbekanntes Gesetz. Es gibt viele Ebenen der Ursächlichkeit, aber nichts entgeht dem Gesetz.«*[3]

Im sechsten hermetischen Gesetz wird uns bewusst gemacht, dass nichts in unserem Universum ohne Ur-Sache geschieht. Nichts geschieht zu-fällig, nichts ist Glück oder Pech, alles ist Ur-Sache oder Wirkung.

Aus der Wissenschaft ist dieses Prinzip nicht mehr wegzudenken; obwohl die Meinungen im Detail auseinandergehen, ist der grundsätzliche Konsenz doch vorhanden.

Die wahren Ur-Sachen mögen nicht immer bekannt sein, doch sind sie immer vorhanden. In der Medizin haben sich daraus zwei grundsätzliche therapeutische Verfahren entwickelt, die sich nach Kenntnis oder Un-Kenntnis der Ur-Sache unterscheiden. Die Grundlagen für diese Betrachtungsweise wurde von HIPPOKRATES geschaffen.

Das Gesetz der Gegensätzlichkeit

> »Diese Heilkunst ist ganz natürlich; zum Beispiel ist der Hunger eine Krankheit, wenn man alles so nennt, was den Körper anficht.
>
> Was ist das Heilmittel gegen den Hunger ?
>
> Das, was ihn stillt, die Nahrung. Der Durst wird geheilt durch Trinken, die Überfüllung durch die Entleerung. Kurz **das Gegensätzliche wird geheilt durch das Gegensätzliche, wenn die Ursache der Erkrankung bekannt ist.**«

Das Gesetz der Ähnlichkeit

> **Das Gleichartige wird geheilt vom Gleichartigen.** Die gewöhnlich abführenden Substanzen können Verstopfung hervorrufen. Die Verstopfungsmittel üben unter Umständen dieselbe Wirkung aus, wie die entleerenden, und umgekehrt wird das entzündliche Fieber oft erzeugt, oft wieder unterdrückt durch das Gegenteil dessen, wodurch es hervorgebracht wurde.
>
> So muss man je nach Natur und Ursprung der Krankheit bald durch das Gegenteilige, bald durch das Gleichartige einwirken«[2, S. 217-219]

Das Gesetz von Ur-Sache und Wirkung bezieht sich nur auf Ereignisse, das heißt ein Ereignis zieht ein anderes nach sich. Dieses wiederum kann die Ur-Sache eines weiteren Ereignisses sein, und so fort. Aus diesen Ketten von Ereignissen können sich Stränge bilden die mit unserem beschränkten Verstand nicht mehr zu erfassen sind, aber sie sind doch da. Schon früher wurde gesagt: »Der Flügelschlag eines Schmetterlings erschüttert das Universum«. Das ist eine bildhafte Beschreibung des Gesetzes von Ur-Sache und Wirkung.

Jeder Mensch hat zwei Eltern, vier Groß-Eltern, acht Ur-Groß-Eltern und so fort. Betrachten wir die letzten vierzig Generationen auf diese Weise, so wird verständlich, dass die Linie unserer Vor-Fahren in die Millionen geht. Diese Fülle der Menschen ist kaum noch zu überblicken, dennoch stammen wir von diesen Millionen und Aber-Millionen von Menschen ab. Und mit diesen Menschen verbinden uns ihre Erkrankungen, unerfüllten Träume und Sehnsüchte, die sich möglicherweise auch in uns wiederfinden.

Auf die gleiche Weise kann sich auch eine Idee, wie zum Beispiel die Idee der Heilung über die Homöopathie verbreiten. Zuerst entsteht ein Gedanke in einem Kopf, der dann von anderen Köpfen geteilt wird. Später ist dieser Gedanke dann vielleicht so verbreitet, dass niemand mehr den Ur-Sprung kennt, als ob er immer schon Allgemein-Gut der Menschheit gewesen wäre. So können einzelne Menschen die Sichtweisen der zukünftigen Generationen beeinflussen.

Das Phänomen des hundertsten Affen

Man spricht bei diesen erstaunlichen Beobachtungen vom »Phänomen des hundersten Affen«. Der Begriff stammt aus Untersuchungen, die man einst machte. Man hat versucht, einer Affenpopulation eine rudimentäre Sprache beizubringen. Die Affen befanden sich auf einer Insel und hatten auf diese Weise keinen Kontakt zur Affenwelt jenseits der Insel. Auf der Insel gab es Pappschilder, die die Affen hochheben konnten, um in Kontakt mit den sie beobachtenden Biologen zu treten. Zum Beispiel befand sich auf einem Schild eine Erdnuss. Immer wenn dieses Schild gehoben wurde, warfen die Forscher Erdnüsse auf die Insel. Für Bananen und andere Dinge galt das Gleiche. Man maß die Zeit, die die Affen brauchten, um die Sprache der Bilder zu erlernen. Nachdem alle Affen die Sprache gelernt hatten, ließ man sie frei, brach die Zelte ab und verlagerte das Experiment in ein Gebiet, das etwa 100 Meilen entfernt lag. Dort wurde die gleiche Versuchsanordnung aufgebaut, und man stellte fest, dass die neue Affenpopulation in der Lage war, die »neue Sprache« in einer viel kürzeren Zeit zu erlernen, als die »alte Affenpopulation« es konnte. Es war, als wäre die »neue Sprache« in die Affenheit übergegangen. Als wäre sie Teil des Affen-Erbes geworden.

Das Phänomen des hundersten Affen in der Homöopathie

Auch die Homöopathie, hier vor allem die Miasmatik, kennt das Phänomen des hundersten Affen. Die Bedeutung ist groß und unübersehbar. Dieses Phänomen ist so bedeutsam, weil sich an ihm die Wichtigkeit der Miasmatik ermessen lässt. In ihm ist begründet, warum Miasmatiker so grundsätzlich andere Wege gehen müssen, um den Menschen vom hundersten Affen zu befreien. Gemeint sind hier die Erbbelastungen, die schon angesprochen wurden, und oft als Ur-Sache für eine Kette von Symptomen verantwortlich zeichnen. Löst sich diese Ur-Sache nicht aus dem Gen-Pool des Menschen, kann keine Heilung stattfinden, und die Verschreibung bleibt auf einer oberflächlichen Ebene stecken.

Fallbeispiel

Ich hatte einmal einen verhaltensauffälligen Jungen zu behandeln, der auf jedes der gegebenen Mittel auf eigentümliche Weise paradox reagierte. Die Eltern waren Zeugen Jehovas und konnten mit dem Verhalten des Jungen nur wenig anfangen. Eines Tages führte mich das Verhalten des Jungen auf die Idee des Alkoholismus, hier in Form von *Absinth* als Heilmittel. Auf die direkte Frage nach Alkoholismus in der Familie wurden beide Eltern rot, schauten sich verlegen an und beichteten, dass der Großvater mütterlicherseits der Flasche zu sehr zugesprochen hatte. Ich gab dem Jungen *Absinth C 200*, in der Hoffnung, dass sich auf diese Weise die Erbgutverankerung durch den Großvater lösen ließ.

Resultat war, dass der Junge plötzlich »alkoholkrank« wurde, nur bezog sich sein Verhalten auf Süßigkeiten. Er hortete und versteckte Süßigkeiten überall, stahl den Eltern Geld aus dem Portemonnaie, nur um sich Süßigkeiten zu kaufen und leugnete selbst dann den Süßigkeitengenuss, wenn man ihn direkt überraschte.

Entsetzt riefen die Eltern an. Alles sei viel schlimmer geworden, der Sohn gebärde sich wie eine Reinkarnation des Großvaters. Ich musste die Eltern beruhigen und bitten abzuwarten, bis sich der Spuk gelöst hatte. Das geschah etwa nach 2 Wochen. Danach bekam er noch *Veratrum album C 200* und war aus Sicht der Eltern als gesund zu betrachten.

Dieses Beispiel zeigt vielleicht, dass die meisten Menschen mehr oder weniger Sklaven ihres Erbgutes sind oder der Menschen, mit denen sie sich umgeben. Auch die Hinwendung der Mutter zu den Zeugen Jehovas war eine Flucht vor dem Alkoholismus. So manifestieren wir Menschen mit unserer Erblast und dem Phänomen des hundersten Affen normalerweise wenig Freiheit.

Große Meister waren und sind in der Lage, sich über das Schachbrett des Lebens zu erheben, um sich in Berührung mit den höheren Kräften des Lebens zu bringen. Sie befreien sich vom Joch ihres Erbes und den daraus resultierenden Stimmungen, ihrem Charakter. Sie werden so zu Bewegern in einem Spiel, das meist aus Bewegten besteht.

Sie werden zu Wirkern in einer Welt der Wirkungen.

Sie entkommen nicht dem Gesetz von Ur-Sache und Wirkung auf den höheren Ebenen, aber sie gehorchen höheren Gesetzen und meistern so die Umstände der niedrigeren Ebenen. Sie sind bewusste Partner der höheren Gesetze, anstatt einfach von ihnen beherrscht zu werden. Während sie in den höheren Welten Diener sind, sind sie auf der materiellen Ebene Herrscher.

Auch mit der Verabreichung miasmatisch wirksamer homöopathischer Mittel kann diese Befreiung geschehen.

Das Gesetz von Ur-Sache und Wirkung ist auf allen Ebenen zu finden und es gibt keinen Zu-Fall. Alles wird regiert von den gleichen großen kosmischen Gesetzen, denen auch wir folgen müssen. Alle unendlich scheinenden Gesetze werden regiert durch das GESETZ GOTTES.

Wie in dem alten Kinderlied hat GOTT alle Sterne gezählt, jedes Haar auf unserem Körper ist ihm/ihr bekannt, jede Wolke zieht ihre Bahn nach seinem/ihrem GESETZ.

Die alten Hermetiker erzählen, dass wir diese Gesetze nutzen können, um Gesetze zu überwinden. Wir sind keine blinden Automaten, obwohl wir uns oft genug dafür entscheiden, so zu leben. Der höhere Wille regiert immer den niederen, und je mehr wir uns aufschwingen können, GOTTES Partner in der Unendlichkeit zu werden, umso mehr werden wir die Fesseln der irdischen Gesetze abstreifen können und uns emporschwingen zu wahrer Freiheit, die in den immerwährenden Gesetzen GOTTES zuhause ist.

Homöopathische Mittel haben die Fähigkeit, unser Schwingungsfeld anzuheben, um auf diese Weise uns zumindest vorübergehend die Freiheit zu gestatten, die wir uns selbst vielleicht nicht gestattet haben. So haben viele Menschen unter der homöopathischen Therapie ihr Leben ändern können. Vorübergehend dem Ballast ihres Alltages enthoben, konnten sie neue Entscheidungen fällen, um so die Zeiger auf eine neue Zukunft zu richten, eine Zukunft, die ihnen lebenswerter erschien als ihre Vergangenheit.

3.7 Das Prinzip des Geschlechtes

> »*Geschlecht ist in allem, alles hat männliche und weibliche Prinzipien, Geschlecht offenbart sich auf allen Ebenen.*«[3]

Auf der Ebene der Schöpfung hat alles eine Geschlechtlichkeit und kann auf diese Weise schöpferisch tätig sein. Wir verwenden oft männliche oder weibliche Artikel für Erscheinungen, die wir wahrnehmen, und beschreiben auf diese Weise unsere Kenntnis des Geschlechtes. So ist Mutter Natur weiblich, aus ihrem Leib wird alles geboren, ihr gegenüber steht eine männliche Gottes-Figur, die befruchtet, ihre Samen sät. Auf ähnliche Weise wird der Geist, der Intellekt als männlich betrachtet, die Emotion als weiblich usw.. Zu unserer Schöpfung sagt das Kybalion: *»Im Vater-Mutter Geist sind sterbliche Kinder zu Hause.«* oder *»Es gibt niemanden im Universum, der/die vater- oder mutterlos wäre.«*

Das große siebte hermetische Prinzip verkörpert die Wahrheit, dass Geschlecht sich auf allen Ebenen manifestiert. Die männlichen und weiblichen Prinzipien sind überall präsent und aktiv. Sie verkörpern sich auf jeder Lebensebene. Wir solten jedoch beachten, dass die Hermetiker zwischen Geschlecht und Sex unterschieden haben.

Das deutsche Wort Geschlecht entstammt dem Wort »schlagen«, das wir auch heute noch benutzen, wenn wir sagen, dass jemand aus der Art schlägt. Die Geschlechterkunde (Genealogie) entstammt den Worten *genea* = Abstammung und *logos* = Kunde. Die Wurzel dieses Wortes ist die Silbe *gen*, die vom griechischen *gennan* erzeugen, schöpfen kommt. Der Kern dieses Wortes ist daher die Schöpfung, die über den reinen sexuellen Akt hinausgeht. Der sexuelle Akt ist nur ein Aspekt dieser Schöpfung. Geschlecht umschließt alle.

Das Gesetz des Geschlechtes, das eng mit dem schöpferischen Akt verknüpft ist, manifestiert sich auf jeder Ebene des Da-Seins. So schöpfen die Korpuskel Atome, diese wiederum Moleküle und diese wiederum unsere Materie. In einer einfachen Darstellung des atomaren Verständnisses unterschied man zwischen Protonen (männliche Kraft), Neutronen im Kern (dritte Kraft) und Elektronen (weibliche Kraft) in der Hülle. Wir erkennen, wie sich hier das Gesetz des Geschlechtes offenbart. In den drei Miasmen HAHNEMANNS finden wir in Psora (dritte Kraft), Sykose (weiblich) und Syphilinie (männlich), eine Manifestation des siebten hermetischen Gesetzes. Diese Zuordnung erfolgt nach den alten Prämissen, dass die positive Energie dem männlichen Pol zugesprochen wurde, die negative Energie dem weiblichen. Als wir über die Sykose sprachen, betonten wir, dass die Sykose eine Erkrankung der Inkarnation und Exkarnation sei. Dieser Prozess ist aus der Sicht der Materie ein weiblicher Akt, da ein »weiblicher, empfangender« Körper von einer »männlichen« Seele beseelt wird. In der Syphilinie finden wir die Konkurrenz des Menschen zum Schöpfergott, eine männliche Attitüde. Das ist auch der Grund, warum die Syphilinie vom manifestierenden Pol ummantelt werden kann, was von großer Konsequenz bei der Behandlung der Syphilinie ist, wie wir noch sehen werden.

Als negativer Pol wird der *manifestierende Pol* bezeichnet, während der positive Pol den *schöpferischen Impuls* darstellt. Die Samenspende bei einem sexuellen Akt entspricht dem positiven Pol, während die 9 Monate Materialisation des Kindes dem manifestierenden Pol entspricht. Urteilen Sie selbst, welche Leistung sie positiver beurteilen.

Wir könnten daher auch vom *»impulsgebenden Pol«* und vom *»manifestierenden Pol«* sprechen.

Das männliche Prinzip wird vom weiblichen Prinzip angezogen und richtet seine Energie auf den weiblichen Pol. Auf diese Weise wird der schöpferische Prozess gestartet. Das weibliche Prinzip leistet aber die eigentliche Schöpfungsarbeit. Das ist so auf allen Ebenen des Da-Seins. Dennoch kann kein Energiesystem ohne das andere funktionieren.

Auf der organischen Ebene ist das Gesetz leicht zu verstehen, doch auch auf anorganischer Ebene laufen die gleichen Prinzipien ab. Auch bei der Schöpfung von Kristallen spielen die gleichen Gesetze eine Rolle, genau so wie bei der Schaffung eines neuen Atoms.

Schwierig ist aber zu verstehen, dass auch der Geist nach diesen Gesetzmäßigkeiten arbeitet, weshalb ihm ein eigener Abschnitt gewidmet wurde.

Geistiges Geschlecht

Me, Myself, I
- Joan Armatrading -

Forschungen beschrieben den subjektiven und den objektiven Geist, andere beschrieben den bewussten und den un-bewussten Geist, oder den aktiven und passiven Geist. Nomeklaturen gab/gibt es viele, um das Phänomen der Dualität des Geistes zu beschreiben.

Der aktive Anteil, der »männliche« Teil des Geistes, beschreibt den objektiven, den bewussten, den willentlich nutzbarenTeil des Geistes. Der weibliche Anteil prägt das Unbewusste, den subjektiven Teil des Geistes.

In den hermetischen Übungen werden Studenten gebeten, nach Innen zu schauen, um das »Ich bin« zu erkunden. Nach einer gewissen Zeit stellen sie fest, dass es nicht nur ein »Ich« gibt, sondern auch ein »Mich«. Beide Anteile arbeiten zusammen, wenn wir Glück haben, und bilden eine Einheit. Seit der ständigen Durchseuchung mit sykotischen Inhalten ist die Spaltung in »Ich« und »Mich« allerdings größer geworden, sodass für viele Menschen kein einheitliches Ich mehr existiert.

Schauen wir uns das »Mich« ein wenig näher an. Normalerweise hat der Mensch das Gefühl »Mich« und »Ich« sind identisch, und er bringt es auch noch mit einem dritten Begriff in Zusammenhang, mit dem »Selbst«. »Ich«, »Mich«, »Selbst« scheinen alle zunächst das Gleiche zu sein. Es scheint, als sei das alles aus Gefühlen, Geschmäckern, Abneigungen, Vorlieben, bestimmten Eigenarten, Charaktereigenschaften usw. aufgebaut. Das alles macht die Persönlichkeit aus, die man/frau selber erfährt oder die andere erfahren. Wir wissen, dass die Gefühle sich im Laufe der Zeit ändern, sie werden geboren und sie sterben aus dem Moment einer Laune heraus. Auch scheint das »Mich« aus einer Ansammlung von Wissen im Gehirn zu stammen.

Das »Mich« vieler Menschen scheint aus großen Teilen der Bewusstheit des Körpers zu bestehen und der körperlichen Verlangen und Abneigungen usw. Das Bewusstsein orientiert sich sehr eng an dem Körper, ist auf diese Weise materiell gebunden. Manche Menschen gehen so weit zu behaupten, dass die körperliche Erscheinung ein Teil des »Mich« darstellt, was einen Schrifsteller dazu hinriss, folgende Einteilung zu schaffen: »Der Mensch besteht aus drei Teilen, aus Seele, Körper und Kleidung.«

Doch auch Menschen, die nicht so »erscheinungs-bewusst« sind, können sich kaum vorstellen, ein Selbst zu besitzen, das gänzlich unabhängig vom Körper existiert.

Gelingt es dem Menschen, in der Skala der Bewusstheit nach oben zu steigen, so verändert sich auch das »Mich«. Es beginnt sich vom Körper zu lösen, fixiert sich dabei aber leicht auf den Geist. Das »Mich« beginnt mental zu werden. »Ich denke, also bin ich«. Gefühle, Empfindungen werden als Prozesse des Geistes empfunden, die im Menschen existieren, also immer noch nicht er/sie selbst sind. Der Mensch erkennt, dass er die Gefühle und inneren Zustände durch einen Willensakt verändern kann und auf diese Weise Gefühle produzieren kann, die auf der anderen Seite einer Waag-Schale angesiedelt zu sein scheinen (Gesetz der Polarität) und dennoch existiert das gleiche »Mich«.

Auf diese Weise gelingt es dem Menschen allmählich, auch diese Ebene in den Bereich des »Nicht-Mich« zu schieben. Dies verlangt allerdings eine große mentale Konzentrationskraft und die Fähigkeit, eine mentale Analyse durchzuführen.

Nachdem dieser Prozess beendet ist, wird sich der Mensch in einem bewussten Besitz eines Selbstes wiederfinden, das die dualen Aspekte von »Ich« und »Mich« erahnen kann. Das »Mich« ist etwas mentales, das Gedanken, Ideen, Emotionen, Gefühle und andere mentale Zustände produzieren kann. Es wird als *geistiger Leib* bezeichnet, gefüllt mit außerordentlich kreativer Energie und fähig der Schöpfung. Dennoch scheint es abhängig von der Energie zu sein, die das *Ich* ihm sendet oder die es durch andere *Iche* bekommt. Die Bewusstheit des *Mich* bringt eine enorme Kapazität für die mentale Arbeit und für kreative Fähigkeiten mit sich.

Bald findet der Student jedoch heraus, dass in seinem inneren Bewusstsein ein mentales Etwas schlummert, das in der Lage ist, das Mich dazu zu bringen, entlang bestimmter kreativer Linien zu agieren, und das ebenso in der Lage ist, daneben zu stehen und den schöpferischen Akt zu beobachten. Diesen Teil des Bewusstseins lernt der Schüler *»Ich«* zu nennen. Dieser Teil ist kein Bewusstsein, das aktiv kreativ wäre, aber es ist ein Bewusstsein, das aktiv Energien in Richtung *Mich* durch das Wollen, oder die Absicht, projizieren kann, eine Energie, die das *Mich* in kreative Energie und Arbeit umsetzen kann. Das *Ich* tritt dann beiseite, um den Schöpfungsakt, des *Mich* zu beobachten. Erinnern Sie sich an das Fallbeispiel auf Seite 25? Hier fand die Spaltung in Mich und Ich statt. Das Mich agierte, indem es eine Panikattacke nach der anderen produzierte, während das Ich daneben stand und sich die ganze Geschichte anschaute.

Dies ist der duale Aspekt in jeder Person. Das *Ich* repräsentiert den männlichen Anteil, das *Mich* den weiblichen Anteil. Das *Ich* trägt den Aspekt des Seins in sich, das *Mich* den Aspekt des Werdens. Auch in diesen beiden Aspekten des *Da-Seins* zeigt sich ein anderes hermetisches Prinzip, das das Universum durchzieht, *»Wie oben, so unten«*, da beide Wesensanteile prinzipiell nicht unterschiedlich sind, sondern das Gleiche in unterschiedlichen Schwingungsgraden repräsentieren.

Verstehen wir das geistige Geschlecht, also die mann-weiblichen Prinzipien auf geistiger Ebene, so beginnen wir auch die verschiedenen geistigen Kräfte und Manifestationen zu verstehen. Die Tendenz des weiblichen Prinzips zeigt sich immer in der Be-Eindruckbarkeit, das männliche Prinzip möchte immer geben oder ausdrücken. Das weibliche Prinzip trägt ein größeres Feld an Variationen in sich. Es arbeitet an neuen Gedanken, Konzepten, Ideen, die die Arbeit der Imagination einschließt. Das männliche Prinzip beschäftigt sich mit dem Konzept des Willens oder der Absicht in seinen verschiedenen Abstufungen. Auf diese Weise arbeiten männlich und weiblich zusammen, denn ohne den weiblichen Anteil könnte der männliche nicht schöpferisch tätig sein, ohne den männlichen Anteil wäre der weibliche auf Anregungen von außen angewiesen, und könnte nie zu einer Selbst-Bestimmtheit und damit zu einer Selbst-

Schöpfung gelangen.

Personen, die ihre ungeteilte und konstante Aufmerksamkeit einem Subjekt oder Objekt widmen können, aktivieren sowohl ihre männlichen, als auch ihre weiblichen geistigen Anteile. Der weibliche Anteil ist aktiv in der geistigen Schöpfung, während der männliche Anteil die Energie der Aufmerksamkeit lenkt und damit den kreativen, weiblichen Anteil des Geistes stimuliert. Der größte Teil der Menschheit kultiviert seinen männlichen Anteil kaum, aus diesem Grunde entstehen Konzentrationsstörungen und die Unfähigkeit, die Gedankenkraft zu lenken. Diese Menschen leben nicht aus der Inspiration von innen, sondern von außen, da ihr schwach ausgebildeter männlicher Anteil durch Anregungen von außen überlagert wird, und die weibliche Kraft des Geistes so nur mit Bildern aus dem Außen arbeiten kann.

Das Resultat ist eine Gruppenmeinung, die sich selbst reflektiert. Um mit den Worten Don Juans zu sprechen, legen die Menschen auf diese Weise ein Inventar an, das zu erfüllen sie sich verpflichtet fühlen. Aus diesem Grunde werden in den normalen Gesprächen nur die Inventare miteinander verglichen. Glaubst Du an das Gleiche wie ich? Auf diese Weise kann natürlich kein Fortschritt stattfinden, da die Arbeit der weiblichen Kraft an eine Weltvision gebunden ist, die dem Inventar entspricht und nicht dem eigenen Inneren. So verbrauchen wir unsere schöpferische Kraft im Dienste an unseren Mitmenschen, indem wir die meiste Zeit damit verschwenden, unsere Schöpfungskraft für den Aufbau Inventar-bestimmter Welten zu nutzen.

Die meisten Menschen sind in dieser schöpferischen Arbeit so gefangen, dass sie es nicht einmal für möglich halten, dass die Welt, in der sie leben, ihre ur-eigenste Schöpfung ist. Da sie zu sehr dem Inventar anderer Menschen nachempfunden wurde, ist der Unterschied auch schwer zu erkennen. Dennoch, beachten wir das erste hermetische Gesetz in Verbindung mit der geistigen Schöpfungskraft, so leben wir exakt in der Welt, die wir kreiert haben. Sollte uns diese Welt nicht gefallen, so ist es an der Zeit, den inneren Mann zu wecken, um dem Leben durch seinen Willen und seine Absicht eine andere Richtung zu geben.

Betrachten wir Phänomene wie Telepathie, Gedanken-Übertragung, geistige Beeinflussung, Hypnose usw., so sind wir mit Phänomenen konfrontiert, die viel über den Aufbau unseres Geistes aussagen können. Zum Einen spielt hier das hermetische Gesetz der Vibration, der Schwingung hinein, das heißt, wir brauchen nur zwei Elemente mit ähnlicher Schwingung vorauszusetzen und das

Phänomen der Resonanz tritt ein, zum Anderen ist das Phänomen des geistigen Geschlechtes sehr hilfreich, da hier der männliche Anteil als Sender, der weibliche als Empfänger fungieren kann. Das männliche Bewusstsein einer Person, kann seine Gedanken auf eine andere Person richten. Diesen Zustand haben wir in der homöopathischen Anamnese, in der im Laufe der Zeit Resonanzen auftreten, die auch einen telepathischen Empfang möglich machen. Untersuchungen haben ergeben, dass sich, bei einer guten Anamnese die Gehirnwellen von Therapeut und Patient aufeinander einstimmen, bis sie fast identisch sind (Gesetz der Schwingung).

Der weibliche Anteil der anderen Person nimmt den Samen des männlichen Anteils auf und bingt ihn zur Reife. Auf diese Weise funktionieren auch Suggestion und Hypnose. Ähnlich wie ein Kuckuck Eier in fremde Nester legen kann, so kann auf diese Weise auch eine Saat in ein Bewusstsein transferiert werden, die nicht dem eigenen Bewusstsein entstammt und die dort bis zur Reife ausgebrütet werden kann. Zum Schaden für die eigene Individualität. Kuckucks-Eier in unserem Bewusstsein können ähnlich wie der Kuckuck unsere ur-eigenen Gedanken zerstören, sodass wir nur ein Fremd-Implantat ausbrüten, unserer eigenen Ideen und Gedanken aber verlustig gehen. Dieses Geschehen ist eine der subtilsten Formen der Parasitose, die sowohl von außen, als auch von innen kaum zu erkennen ist, da sie in Gewändern der eigenen Psyche spazieren gehen kann. Wir werden auf dieses Phänomen noch tiefer eingehen, wenn wir uns der Parasitose widmen.

Normalerweise arbeiten der männliche und der weibliche Anteil gut zusammen, sodass solch ein Szenario nicht geschehen kann. Aber bei vielen Menschen ist der männliche Anteil des Geistes viel zu schwach (Psora), sodass Fremd-Ideen sich wie Parasiten (Parasitose) einnisten können. Diese Menschen leben vollständig nach den Vorstellungen anderer Personen und führen überhaupt kein Eigen-Leben. Auch in der Karzinogenie lässt sich das beobachten, weshalb gerade bei der Behandlung der Karzinogenie dem männlichen Anteil eine so wichtige Rolle zugesprochen wird[6]. Das Problem ist, dass die meisten Menschen in ihrem Mich-Bewusstsein leben, und nicht einmal erkennen, dass sie auch ein Ich-Bewusstsein besitzen. Der weibliche Anteil ist schöpferisch aktiv, formt seine Welt nach den Bedürfnissen anderer, während der männliche Anteil, der einen Weg aus dieser Zwickmühle wüsste, sich schlafen gelegt hat.

Starke Männer und Frauen haben gelernt, den männlichen Anteil, den Willen oder die Absicht auszubilden, und ihre Stärke basiert auf dieser Kraft. Sie leben nicht aus den Eindrücken, die durch andere kommen, sondern haben ihre eigenen Visionen und Träume, die nicht immer Bestandteil des Kollektivtraumes sein müssen. Sie beherrschen ihren eigenen Geist durch ihren Willen, indem sie die Eindrücke produzieren, die der weibliche Anteil für seine Kreationen braucht. Auf diese Weise können sie auch auf andere Menschen inspirierend wirken.

Die Manifestation geistigen Geschlechts kann überall um uns her beobachtet werden. Die magnetischen Personen sind die, die ihren männlichen Anteil nutzen und mit ihren Ideen andere beeindrucken. Der Schauspieler, der nach seinem Willen Menschen zum Weinen oder Lachen bringen kann, die erfolgreiche Sprecherin, die bildreiche Erzählerin, der Staatsmann, der Priester, die Schrifstellerin, sie alle manifestieren den männlichen Anteil des geistigen Geschlechts.

Das Geschlecht in der Homöopathie

Es gibt eine Ebene in der Homöopathie, die sehr eng an die Geschlechtlichkeit angelehnt ist, und das ist die Unterteilung in Männer- und Frauenmittel. Es gibt scheinbar Arzneien, die ihre Wirkung in einem weiblichen Organismus besser entfalten können, als in einem männlichen und umgekehrt, was nicht heißen soll, dass ein »Frauenmittel« nicht auch für einen Mann in Betracht kommen kann, und umgekehrt.

Doch gibt es eine Ebene in der Homöopathie, die nicht so offensichtlich mit dem Geschlecht zu tun hat. HAHNEMANN forderte von seinen Therapeuten, »vorurteilslose Beobachter« zu sein. In der Praxis findet das aber meist nicht statt. Homöopathen sind während einer Anamnese in den meisten Fällen sehr rezeptiv, nehmen alles auf, saugen alles auf. Sie geben sich der Anamnese und den Patienten hin, lassen sich befruchten. Viele Homöopathen haben danach jedoch die große Schwierigkeit, ein Mittel zu finden, nachdem sie alles in sich aufgesaugt haben.

Zur Mittelfindung gilt es, sich aus der Rezeptivität zu lösen um aktiv zu werden. Der innere Mann wird gerufen, der aus dem Wust an Emotionen, Gefühlen und Eindrücken die richtigen Informationen herausfiltert, um zu einer guten Verschreibung zu gelangen. Erst dieser männliche Akt komplettiert die Anamnese. Gelingt die Anamnese dann noch unter Wohlwollen der dritten, der versöhnenden Kraft, kann eigenlich nicht mehr viel schief gehen.

Nachdem die Entscheidung für ein Mittel mit Hilfe der drei Kräfte gefällt wurde, beginnt der nächste Geschlechterkampf. Der Homöopath/die Homöopathin muss wieder in die männliche Rolle schlüpfen, um das Mittel zu verabreichen, während der Patient oder die Patientin rezeptiv das Mittel einimmt und die Befruchtung durch das homöopathische Kügelchen sich in einer Art Geburt manifestieren sollte. Auch hier ist natürlich im Idealfall die dritte Kraft anwesend. Hat der Patient oder die Patientin das zu Gebärende manifestiert, kommt die Geburt, wieder ein männlicher Akt. Diese Geburt kann ein dauerhaftes neues Leben bringen, aber es kann auch geschehen, dass Einflüsse von Innen oder Außen das neue Leben zerstören.

Fallbeispiel

Eine Frau kam in unsere Praxis, als ich noch Lehrling der Homöopathie war. Sie litt unter heftigen Angstzuständen, die ihr Leben auf extremste Weise beeinträchtigte. Sie war nicht in der Lage, alleine Auto zu fahren, alleine *einkaufen* zu gehen, alleine irgendetwas zu unternehmen. Ihr Mann musste sie in die Stadt fahren, ihr Mann musste mit ihr einkaufen gehen, ihr Mann musste alles mit ihr teilen, weil sie ansonsten, nur mit ihren Ängsten allein, ans Haus angebunden war.

Mein damaliger Supervisor KONRAD MENHARD verschrieb ihr *Pulsatilla C 200* und alles verschwand, als hätte es diese Probleme in ihrem Leben nie gegeben. Sie entwickelte sich auf schier unglaubliche Weise, begann alles nachzuholen, was sie bis dato versäumt hatte. Ihr Mann, der sich immer darüber beklagt hatte, dass er keine Zeit hätte, um Geld zu verdienen, da er zu oft Chauffeur für seine Frau spielen musste, konnte endlich arbeiten gehen und seine Karriere hätte einen großen Sprung vorwärts gemacht, wenn da nicht diese Donnerstage gewesen wären.

Unsere Patientin hatte nämlich bemerkt, dass ihr wesentliche Dinge im Leben fehlten. Sie erkannte, dass es noch etwas jenseits ihrer Alltäglichkeit geben müsse, das sie nicht benennen könne. Etwas Spirituelles, Göttliches ...

Um dieses Göttliche in ihrem Leben zu finden, traf sie sich donnerstags am Abend in ihrem Zimmer mit einigen Frauen, die sich für »solche Dinge« interessierten. Sie legten Tarot-Karten, meditierten, tranken Tee, erzählten meist bis spät in die Nacht. Zu Beginn machten diese Donnerstage keine Probleme, bis der Mann begann eifersüchtig zu werden. Er setzte sich dann, nach getaner Arbeit, später dann vor getaner Arbeit, auf einen Stuhl in die Nähe der Treppe, die zum besagten Zimmer führte, und lauschte. Bis spät in die Nacht lauschte er.

Eines Tages war dieser Platz leer, denn er begann diesen Donnerstag zu nutzen, um zur Eheberatung zu gehen. »Mit meiner Frau stimmt etwas nicht,« beklagte er sich. Nach einigen Sitzungen merkte die Psychologin, dass sie ohne die Ehefrau nicht weiterkommen konnte. Sie bat den Mann, seine Frau zum nächsten Treffen mitzubringen. Sie kam, und sie erzählte von der wichtigen Bedeutung dieser Donnerstage, von der Sinnfindung in ihrem Leben, von etwas Spirituellem, Göttlichem, und ...

»Ist Ihnen die Sinnfindung wichtiger oder ihre Ehe?« fragte die Psychologin.

»Natürlich meine Ehe!« antwortete die Frau, fühlte sich ein wenig unwohl bei dieser Antwort, wollte nach Hause gebracht werden und erwachte am nächsten Tag so krank, wie sie nun schon seit Monaten nicht mehr gewesen war. Sie konnte das Haus nicht mehr verlassen, konnte nicht mehr alleine einkaufen gehen, konnte nichts mehr tun, ohne die Begleitung ihres Mannes.

Die Ehe war gerettet. Der Preis?

All unsere Bemühungen mit einem homöopathischen Mittel diese Entscheidung rückgängig zu machen blieben fruchtlos und wir begannen uns in unser Schicksal zu fügen, wie die Frau in das ihre.

Keine Donnerstage mehr, keine Sinnfindung, keine Spiritualität, keine Göttlichkeit.

Nach Jahren begann sich die Klammer um sie zu lösen. Sie fing an in der Firma ihres Mannes zu arbeiten, konnte auch wieder alleine Auto fahren und begann sich allmählich der materiellen Welt zuzuwenden. Das Geldverdienen wurde zum Lebensinhalt. Die oft 18 Stunden Arbeit mussten abgeleistet werden, die Kinder konnten bessere Schulen besuchen, das Haus wurde größer und schöner. Über Sinnfindung machte sie sich in ihrem Leben keine Gedanken mehr, dazu hatte sie keine Zeit.

Fallbeispiel 2

Eine Frau kam mit hormoneller Dysfunktion in unsere Praxis. Nach vielen erfolglosen Verschreibungen und vielen Gesprächen breitete sich allmählich ein Leben vor uns aus, an dem wir nicht so oft teilhaben dürfen. Sie erzählte uns, dass sie von ihrem Vater und den beiden Brüdern regelmäßig sexuell missbraucht wurde und seit dieser Zeit keine Beziehung eingehen könne. Eine normale hormonelle Regulation, eine normale Monatsblutung, ein normaler monatlicher Rhythmus hatte sich nie wirklich eingestellt.

Sie konnte kein Vertrauen zu Männern aufbauen, scheute jeden Geschlechtsverkehr. Der regelmäßige Missbrauch endete erst, als sie von zu Hause wegzog, um ihr eigenes Geld zu verdienen. Dass dieser Auszug bereits mit 16 Jahren stattfand, versteht sich fast von selbst.

Der Vater »soff sich irgendwann zu Tode«, die Brüder wurden kriminell, einer kam bei einer kriminellen Handlung ums Leben, seither versucht der andere Bruder seinen Lebensunterhalt auf legale Weise zu bestreiten. Irgendwann starb auch dieser. »Natürlichen Todes«, wie man es so nennt.

Sie selbst wirkte burschikos, war tätowiert und hatte sich eine Schroffheit angewöhnt, die Menschen allgemein und Männer insbesondere auf Distanz hielt. Sie lebte von unterbezahlten Jobs und hatte aus einem der Versuche, eine Beziehung zu einem Mann einzugehen, eine Tochter, die ebenfalls unter hormoneller Dysfunktion litt.

Ihre Beziehungen waren immer nur von kurzer Dauer, eine Ehe kam in ihrer Lebensplanung gar nicht vor. Die Männer konnten sich in ihrem Leben nicht halten, weshalb in ihrer Wohnung auch nie eine männliche Zahnbürste Einzug gefunden hätte.

Auch ihr wurde nach etlichen Fehlversuchen *Pulsatilla C 200* gegeben.

Nach einer Zeit weniger Reaktionen hatte die Patientin eines Nachts einen Traum:

»Ich fuhr in einer Art Fahrstuhl immer höher und höher. Ich dachte, »Hört denn diese Fahrt nie auf?« Plötzlich stoppte der Fahrstuhl und ich musste feststellen, dass ich mich über den Wolken befand. Ich hörte Musik und Gesprächsfetzen, meine Augen mussten sich erst einmal an das grelle Licht gewöhnen. Als meine Augen sich gewöhnt hatten, sah ich, dass ich in einer Bar gelandet war. Göttliche Bar hieß der Schuppen. Ich trat zögernd aus meinem Aufzug. Hinter mir schloss sich sofort die Tür und der Aufzug verschwand. Ich befand mich tatsächlich über den Wolken in einer Bar. Irritiert schaute ich mich um, bis eine Stimme mich rief. Mein Bruder saß an der Theke und schien auf mich zu warten. Er lachte, schien sich zu freuen, dass ich da war, lud mich zu einem Drink ein. Zögernd setze ich mich zu ihm. Ich hatte ihn schon über zwanzig Jahre nicht mehr gesehen, aber sofort kamen meine ganzen Erinnerungen zurück. Er wollte mich umarmen, aber ich wehrte sofort ab.

Als der Drink kam, begann er zu plaudern. Er entschuldigte sich für alles, was er mir angetan hatte, und wir begannen über unsere Kindheit zu sprechen, wie wir es nie zuvor tun konnten.

Das Gespräch dauerte sehr lange, fast die ganze Nacht, und am Ende dieser Nacht stellte ich fest, dass ich ihm alles vergeben hatte.

Wir umarmten uns, weinten beide.

Dann erkundigte ich mich nach meinem Vater und meinem anderen Bruder, der erschossen wurde.

Mein Bruder sagte, »Ich bin jetzt schon einige Zeit hier in diesem Bereich des Himmels, aber ich habe in der ganzen Zeit weder unseren Vater noch unseren Bruder gesehen. Die müssen in einem anderen Bereich sein.«

Der Morgen dämmerte, und plötzlich stand auch der Aufzug wieder da. Ich stieg ein, verabschiedete mich tränenreich von meinem Bruder und fuhr wieder nach unten. Erschreckt und erschüttert erwachte ich in meinem Bett.

Ich begann sofort alles aufzuschreiben, aber selbst wenn ich das nicht getan hätte, diesen Traum werde ich meinen Lebtag nicht vergessen.

Seitdem hat sich in meinem Leben viel geändert. Ich habe festgestellt, dass das, was mir mein Vater und mein anderer Bruder angetan haben, in meinem Leben keine Rolle spielt, und nie gespielt hat. Diese Menschen habe ich nie geliebt, aber meinen Bruder. Umso weniger konnte ich verstehen, warum auch er mir so etwas antat. Aber ich habe ihm von ganzem Herzen verziehen.«

Es dauerte eine Weile, bis sich die Folgen dieses Traumes auch auf der körperlichen Ebene zeigten. Die Menstruation begann einen Rhythmus zu kreieren. Zu Beginn sehr verzögert, aber er begann sich zu stabilisieren.

Sie kam immer seltener in die Praxis, brachte aber ihre Tochter in die Behandlung. Bei einer dieser Begegnungen erzählte sie, dass sie bald heiraten werde. Ein Mann hatte es *geschafft,* ihr Herz zu erobern, und seine Zahnbürste einen Platz in ihrem Badezimmer. Auch die Tochter, die nie einen Vater kennengelernt hatte, mochte diesen Mann, so stand dem späten Familienglück nichts im Wege.

Unsere Begegnungen wurden immer seltener, was auch nicht verwunderlich war, da ihr Glück anzuhalten schien.

4 Die Anwendung der hermetischen Gesetze

> *»Der Besitz von Wissen, außer es ist begleitet von Manifestation und Audruck in der Aktion, ist wie das Horten wetvoller Metalle – es ist sinnlos. Wissen, wie Reichtum, sollte genutzt werden. Das Gesetz des Nutzens ist universal, und derjenige/diejenige, der/die dieses Gesetz missachtet, leidet unter dem Konflikt mit den natürlichen Kräften.«*[3]

Es war eigentlich nie die Aufgabe der hermetischen Gesetze, immer weggeschlossen zu werden. Das war eine Notwendigkeit der alten Zeiten mit ihren Verfolgungen. Es gab ein letztes ungeschriebenes Gesetz, das uns helfen kann die hermetischen Gesetze zu bergen, *»das Gesetz des Nutzens«*.

Wissen ohne Gebrauch und Ausdruck bringt weder dem/der Wissenden etwas, noch anderen Menschen. Aus diesem Grunde wurde erzählt, dass wir uns vor geistigem Geiz hüten und das zum Ausdruck bringen sollten, was wir gelernt haben.

»Studiert und praktiziert!«

Aus diesem Grund noch ein paar Zitate aus dem Kybalion, die mit kleinen Kommentaren versehen wurden. Diese Gesetze sind zwar nicht mehr wichtig für die Homöopathie, vielleicht aber für den/die Homöopathen/Homöopathin. Sie können Keime sein, die das eigene Leben verändern, wenn sie entsprechend praktiziert werden.

> *»Um deine Stimmung oder deinen geistigen Zustand zu verändern, verändere deine Schwingung.«*[3]

Wir können unsere geistige Schwingung über den Willen ändern, indem wir die Aufmerksamkeit auf den mehr erwünschten Zustand lenken. Der Wille richtet die Aufmerksamkeit und die Aufmerksamkeit ändert die Schwingung. Kultivieren wir diese Kunst der Aufmerksamkeit als Ausdruck des Willens, so werden wir das Geheimnis der Stimmungen und geistigen Zustände meistern können. Nach den hermetischen Gesetzen ist es einfacher, das Glück zu erträumen, als das Pech zu verjagen. Es ist einfacher, Liebe in das eigene Leben zu ziehen, als Pech zu verbannen. Es ist einfacher, Reichtum zu erwerben, als Armut zu bekämpfen, oder um mit Worten des Kybalion zu sprechen:

> *»Um eine unerwünschte Schwingung deiner geistigen Vibration zu zerstören, nutze das Gesetz der Polarität und konzentriere dich auf den Gegenpol zu dem, den du zu unterdrücken suchst. Auf diese Weise »zerstörst« du, indem du die Polarität veränderst.«*[3]

Dies ist eine der wichtigsten hermetischen Formeln.

Es wurde gezeigt, dass ein geistiger Zustand und sein Gegenteil nur zwei Pole eines Dinges sind. Durch geistige Transmutation kann daher die Polarität verändert werden. Dieses Prinzip wird von der modernen Psychologie gut verstanden und angewandt, um unerwünschte Verhaltensweisen zu löschen. So führt die Konzentration auf die erwünschte Qualität zum Löschen der unerwünschten Verhaltensweise. Wenn wir unter Furcht leiden, so hat es wenig Sinn, diese Furcht zerstören zu wollen. Stattdessen ist es wichtig, den Mut zu kultivieren, dann wird die Furcht verschwinden. Ein Symbol für dieses Verhalten ist die Beziehung zwischen Dunkelheit und Licht. Um Dunkelheit zum Verschwinden zu bringen, hilft es nicht, gegen sie anzukämpfen, aber eine kleine Kerze kann sie zum Verschwinden bringen. Um eine negative Komponente zu verändern, sollten wir uns auf die positive Qualität des gleichen Polaritätenpaars konzentrieren und die Vibrationen werden sich von negativ zu positiv verändern. Das Gegenteil ist natürlich genauso wahr, wenn Menschen zu lange in Depression verharren, werden sie keine Freude mehr erleben können. Durch die Veränderung der Polarität können wir Meister und Meisterin unserer eigenen Stimmungen werden, wir können unsere Disposition verändern und unseren Charakter aufbauen. Ein großer Teil der geistigen Meisterschaft der Hermetiker basiert auf diesem Prinzip, das einen der wichtigsten Schlüsselsätze zur geistigen Transmutation darstellt.

> *»Geist (so wie Metalle und Elemente) kann transmutiert werden von Stadium zu Stadium, Grad zu Grad, Zustand zu Zustand, Pol zu Pol, Schwingung zu Schwingung.«*[3]

Die Meisterung der Polaritäten ist die Meisterung der fundamentalen Prinzipien geistiger Transmutation und All-Chemie. Ein Mensch, der nicht in der Kunst bewandert ist, seine eigenen Polaritäten zu verändern, wird kaum Einfluss auf sich und sein Leben haben können. Ein Verständnis dieses Prinzips wird uns in die Lage versetzen, die eigene Polarität zu verändern, um der Mensch zu werden, der wir immer schon sein wollten, wenn wir nur die notwendige Zeit, Übung und Sorgfalt in das Studium dieser Kunst investieren, um sie zu meistern. Das Prinzip ist eine Wahrheit, doch um diese Wahrheit zu erkennen, braucht es Geduld und Übung.

> *»Rhythmus kann neutralisiert werden, indem die Kunst der Polarisierung zur Anwendung kommt.«*[3]

Die alten Hermetiker beschrieben, dass das Gesetz des Rhythmus sich sowohl auf der physischen, als auch auf der geistigen Ebene manifestiert, und dass die starken Schwankungen der Stimmung, der Gefühle, der Emotionen und anderer mentaler Zustände, durch die pendel-artigen Bewegungen des Rhythmus erklärt werden können. Dieser Rhyhtmus bringt uns von einem Extrem ins andere, ohne dass wir scheinbar etwas dagegen tun könnten.

Die Hermetiker, die das Gesetz der Neutralisation lehrten, brachten uns bei, wie wir diesem Rhythmus zu einem großen Maße entkommen können. Wie bereits beschrieben, gibt es eine höhere Art des Bewusstseins, sowie die normale niedrigere Variante. Ein Meister schwingt sich auf in die höhere Phase des Bewusstseins und bringt den Schwung des Pendels auf die normale Bewusstseinsebene. Auf diese Weise entkommt er/sie dem Rückschwung des Pendels. Dies wird verursacht durch Polarisierung auf der höheren Bewusstseinsebene. Auf diese Weise wird die geistige Schwingung des Egos über die normale Schwelle des Bewusstseins angehoben. Es ist, als würde man sich erheben und den Schwung des Pendels unter sich hindurchgleiten lassen.

Der fortgeschrittene Hermetiker polarisiert sich eher im positiven Pol des »Ich-Bin«, als sich im Pol der Persönlichkeit zu verankern. Man könnte sagen er sei selbstlos. Sie erhebt sich über die Ebene des normalen Bewusstseins, um fest stehend im Zustand des Seins, die Schwingung des Pendels auf der unteren Ebene zu erlauben.

Dieser Zustand wurde von allen eingenommen, die eine gewisse Form der Selbst-Bemeisterung erreicht haben, unabhängig davon, ob sie das dahinter stehende Gesetz kannten oder nicht. Ein Meister/eine Meisterin erreicht einen höheren Grad der Bewusstheit dadurch, dass er/sie das bestehende Gesetz des Rhythmus durch ein höheres Gesetz überwindet. Durch den Willen oder die Absicht erreicht er/sie solch einen Grad an Standfestigkeit und Konstanz, dass es kaum glaubhaft erscheint, beobachtet man die anderen Menschen, die vom Gesetz des Rhythmus gebeutelt werden.

Dennoch sollten wir immer in Erinnerung behalten, dass das Gesetz des Rhythmus nicht zerstört werden kann, da es als göttliche Schöpfung unzerstörbar ist. Aber man kann dieses Gesetz überwinden, indem man es durch ein anderes Gesetz ins Gleichgewicht bringt. Das Gesetz der Balance und Gegen-Balance wirkt auf der geistigen Ebene genauso wie auf der körperlichen. Ein Verständnis dieser Prinzipien hilft Gesetze zu überwinden, indem wir ein Gegengewicht schaffen.

> *»Nichts entkommt dem Gesetz von Ur-Sache und Wirkung, aber es gibt verschiedene Ebenen der Ur-Sachen, und man kann die Gesetze der höheren Ebenen nutzen, um die Gesetze der niederen zu überwinden«*[3]

Durch ihr Verständnis der Polarisierung gelangen die Hermetiker auf höhere Ebenen der Ursachen und schaffen auf diese Weise ein Gegengewicht für die Gesetze der unteren Ebenen. Durch Erhebung über die Ebene der gewöhnlichen Ur-Sachen werden sie selber auf gewisse Weise Ur-Sache anstatt nur verursacht zu werden. Die Fähigkeit, die eigenen Stimmungen und Gefühle zu meistern und dadurch den Rhythmus neutralisieren zu können, lässt sie einem großen Teil des Konzeptes von Ur-Sache und Wirkung auf der gewöhnlichen Ebene entkommen. Der normale Mensch wird bewegt von seiner Umgebung, dem Willen und Verlangen der Menschen um ihn herum, der ererbten Veranlagung und anderen Ur-Sachen.

Durch Erheben über diese Einflüsse gelangt der/die erfahrene Hermetiker/in auf eine höhere Ebene geistiger Aktion, und durch Beherrschung seiner/ihrer Gefühle und Stimmungen, Impulse und Emotionen gelingt es ihm/ihr, einen neuen Charakter, neue Qualitäten und Kräfte für sich zu schaffen, mit denen er/sie die Ebene der normalen Realität überwindet, und auf diese Weise Spieler/in wird, anstelle eine Spielfigur zu sein.

Solche Menschen helfen das Spiel des Lebens zu verstehen und nach seinen Gesetzen zu leben, anstatt von ihnen benutzt zu werden. Sie nutzen die Prinzipien von Ur-Sache und Wirkung anstatt von ihnen genutzt zu werden. Natürlich unterstehen auch sie den Gesetzen von Ur-Sache und Wirkung, aber so wie die Gesetze sich auf den höheren Ebenen des Bewusstseins zeigen. Auf den gewöhnlichen Ebenen des Bewusstseins sind sie aber Meister/in, keine Sklaven. Sie gehören nicht mehr zu den Menschen, die in Unfallstatistiken auftauchen. Sie sind keine Opfer des Zu-Falls mehr. Sie sind nicht mehr den scheinbar chaotischen Bewegungen des Lebens ausgeliefert und wann immer eine Katastrophe über Menschen hereinbricht, werden sie nicht da sein, es sei denn um zu helfen. Daher sagen die hermetischen Lehren:

> *»Die Weisen dienen auf den höheren Ebenen und herrschen auf den unteren. Sie gehorchen dem Gesetz, das von oben kommt, aber auf ihrer eigenen Ebene herrschen sie und geben Befehle. Auf diese Weise formen sie einen Teil der Prinzipien anstatt gegen sie anzukämpfen. Die Weisen unterstützt das Gesetz und durch das Verständnis seiner Bewegungen lenken sie es, anstatt seine Sklaven zu sein. So wie ein erfahrener Schwimmer die Wellen durchkämmen kann und sich hierhin und dorthin bewegt, anstatt wie ein Stück Holz hin und her geworfen zu werden, nutzen die Weisen die Wellenkämme der Gesetze, um sich hierhin und dorthin tragen zu lassen und doch unterstehen sie alle, Schwimmer und Holzstück, Weiser und Narr den gleichen Gesetzen. Derjenige, der die Gesetze versteht, ist ein Stück weiter auf dem Weg zur Meisterschaft.«*[3]

und

> *»Wahre hermetische Transmutation ist eine geistige Kunst.«*[3]

Die Hermetiker lehren, dass die Beeinflussung der eigenen Umgebung und des eigenen Schicksals durch die Entwicklung geistiger Kräfte möglich ist. Für den/die praktizierende/n Homöopathen/in ist aber viel wichtiger, dass diese Transmutation durch unsere geis-artigen Arzneien erreicht werden können. Mit ihnen können wir Wunder erleben. Da das Universum rein geistiger Natur ist, lässt es sich nur durch Geist oder Geist-Artiges beeinflussen. Diese Beeinflussungen können transformieren und Leben schaffen, wo vorher nur Wüste war.

Daher denken wir daran:

> *»Das ALL ist GEIST; das Universum ist geistig.«*[3]

Sollte Ihnen diese kleine Reise in unsere Vergangenheit gefallen haben, lesen wir uns vielleicht wieder, wenn wir die Mythen des Ursprungs ein wenig unter die Lupe nehmen um aus ihnen einen Gewinn für unsere miasmatische Arbeit zu ziehen.

Ich möchte mich an dieser Stelle noch für die freundliche Unterstürtzung durch die freiwilligen Lektoren und Lektorinnen bedanken. Ihre Hilfe war sehr wichtig für mich und ich hoffe das das Büchlein durch ihr Wirken um vieles besser geworden ist.

Bedanken möchte ich mich auch bei PETER IRL, der als erster meine Ideen für diese Schriftenreihe so vorbehaltlos akzeptierte und unterstütze. »Dann mach'mers!«

Danke!

Bis dann, Ihr
Peter Gienow

Literaturverzeichnis

[1] *Ein Kurs in Wundern.* 2. Auflage. Gutach i.Br. : Greuthof, 1994

[2] BAISETTE, Gaston: *Leben und Lehre des Hippokrates.* 2. Auflage. Stuttgart : Hippokrates, 1970

[3] EINGEWEIHTE, Drei: *Kybalion.* Sauerlach bei München : edition akasha, 1997

[4] GIENOW, Peter: *Homöopathische Miasmen: Die Psora.* Sonntag, 2000

[5] GIENOW, Peter: *Homöopathische Miasmen: Die Sykose.* Sonntag, 2003

[6] GIENOW, Peter. *Miasmatische Krebstherapie.* Selbst. 2004

[7] HAHNEMANN, Samuel: *Organon der Heilkunst.* 6.Auflage. Haug Verlag, 1987

[8] LAOTSE: *Tao Te King*